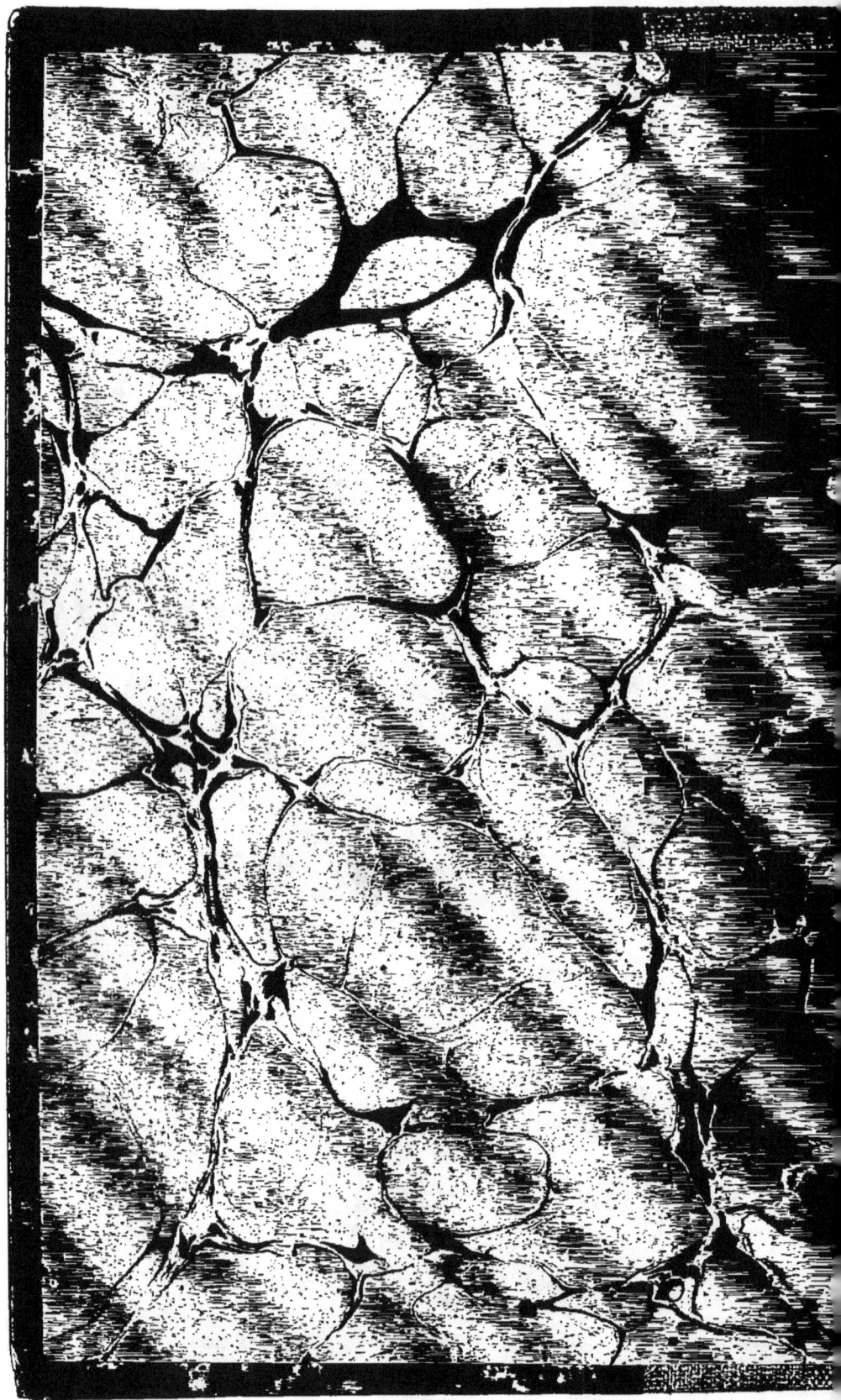

Entre Aveugles

CONSEILS A L'USAGE DES PERSONNES
QUI VIENNENT DE PERDRE LA VUE

PAR

LE DR ÉMILE JAVAL

DIRECTEUR HONORAIRE DU LABORATOIRE D'OPHTALMOLOGIE
DE L'ÉCOLE DES HAUTES ÉTUDES
MEMBRE DE L'ACADÉMIE DE MÉDECINE

PARIS

MASSON ET Cie, ÉDITEURS

LIBRAIRES DE L'ACADÉMIE DE MÉDECINE

120, boulevard Saint-Germain

—

1903

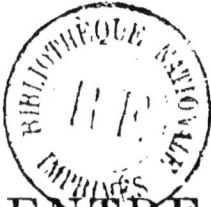

ENTRE AVEUGLES

DU MÊME AUTEUR

Du strabisme dans ses applications à la théorie de la vision, in-8°. Paris, Masson, 1868.

Helmholtz. Optique physiologique, traduction française par Javal et Klein. Paris, Masson, 1868.

Hygiène des écoles primaires. Paris, Masson, 1884.

Mémoires d'ophtalmométrie, in-8°. Paris, Masson, 1886.

Méthode d'enseignement de la lecture par l'écriture, deux petits livrets in-18. Paris, Picard et Kaan, 1893.

Physiologie de l'écriture, brochure in-8°. Picard et Kaan.

Manuel du strabisme, vol. grand in-18, avec collection d'images stéréoscopiques. Paris, Masson, 1896.

Nombreux mémoires, dans les *comptes rendus de la Société de Biologie*, la *Revue scientifique*, les *Annales d'oculistique*, etc. Voir en particulier dans les *Annales d'oculistique* (1878 et 1879), une série d'articles sur la « physiologie de la lecture ».

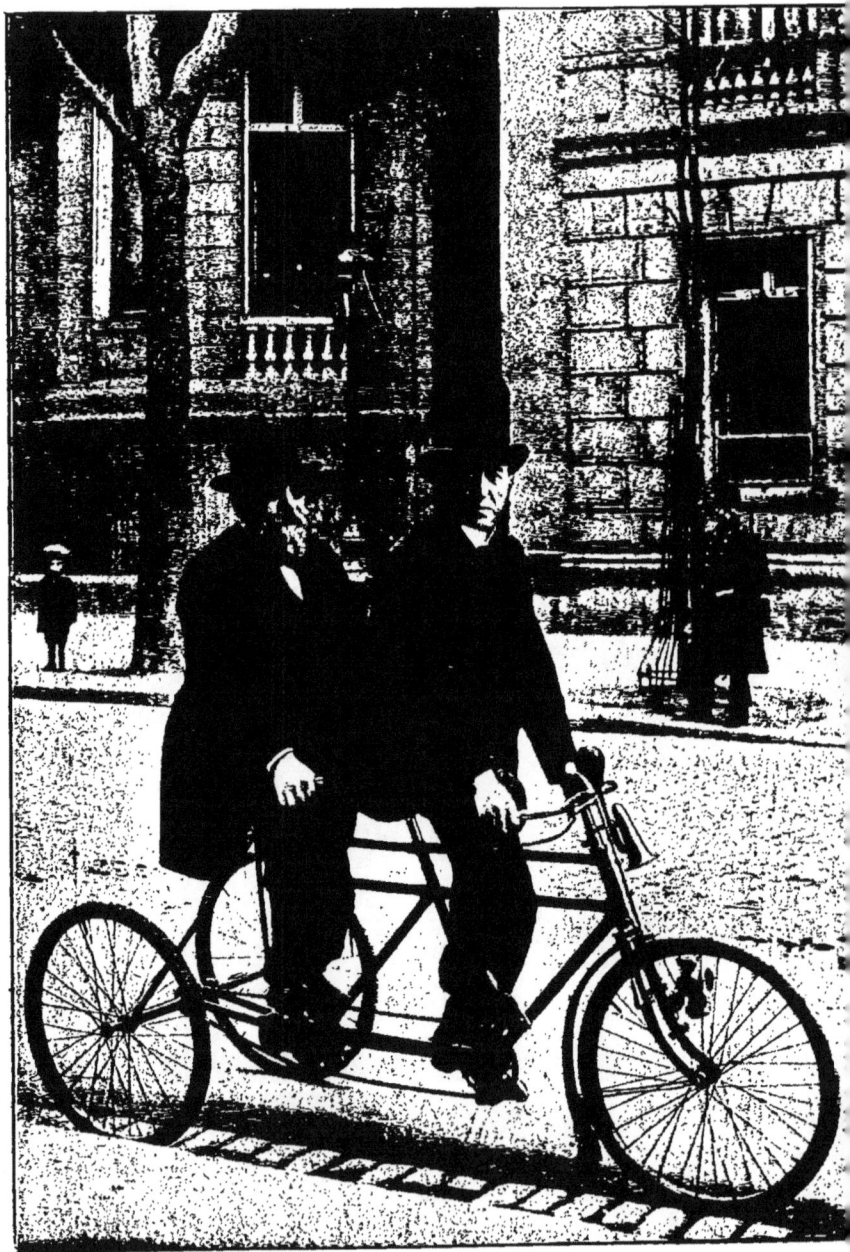

ENTRE AVEUGLES

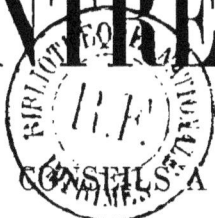

CONSEILS A L'USAGE DES PERSONNES

QUI VIENNENT DE PERDRE LA VUE

PAR

LE DR ÉMILE JAVAL

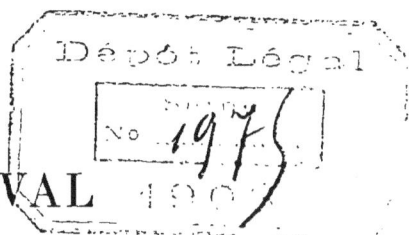

DIRECTEUR HONORAIRE DU LABORATOIRE D'OPHTALMOLOGIE
DE L'ÉCOLE DES HAUTES ÉTUDES
MEMBRE DE L'ACADÉMIE DE MÉDECINE

PARIS

MASSON ET Cie, ÉDITEURS

LIBRAIRES DE L'ACADÉMIE DE MÉDECINE

120, boulevard Saint-Germain

—

1903

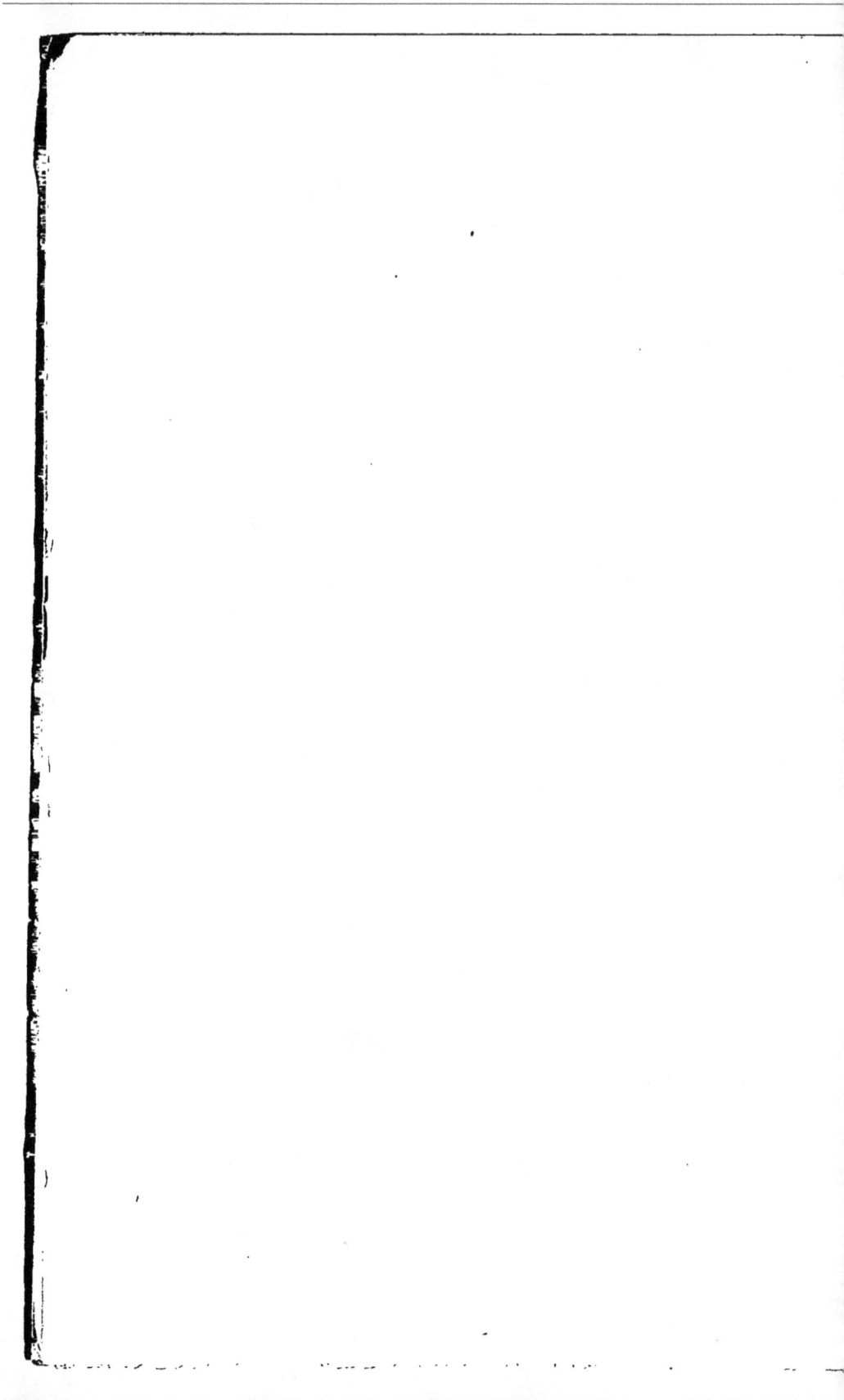

TABLE ANALYTIQUE DES MATIÈRES

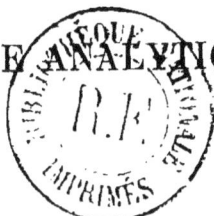

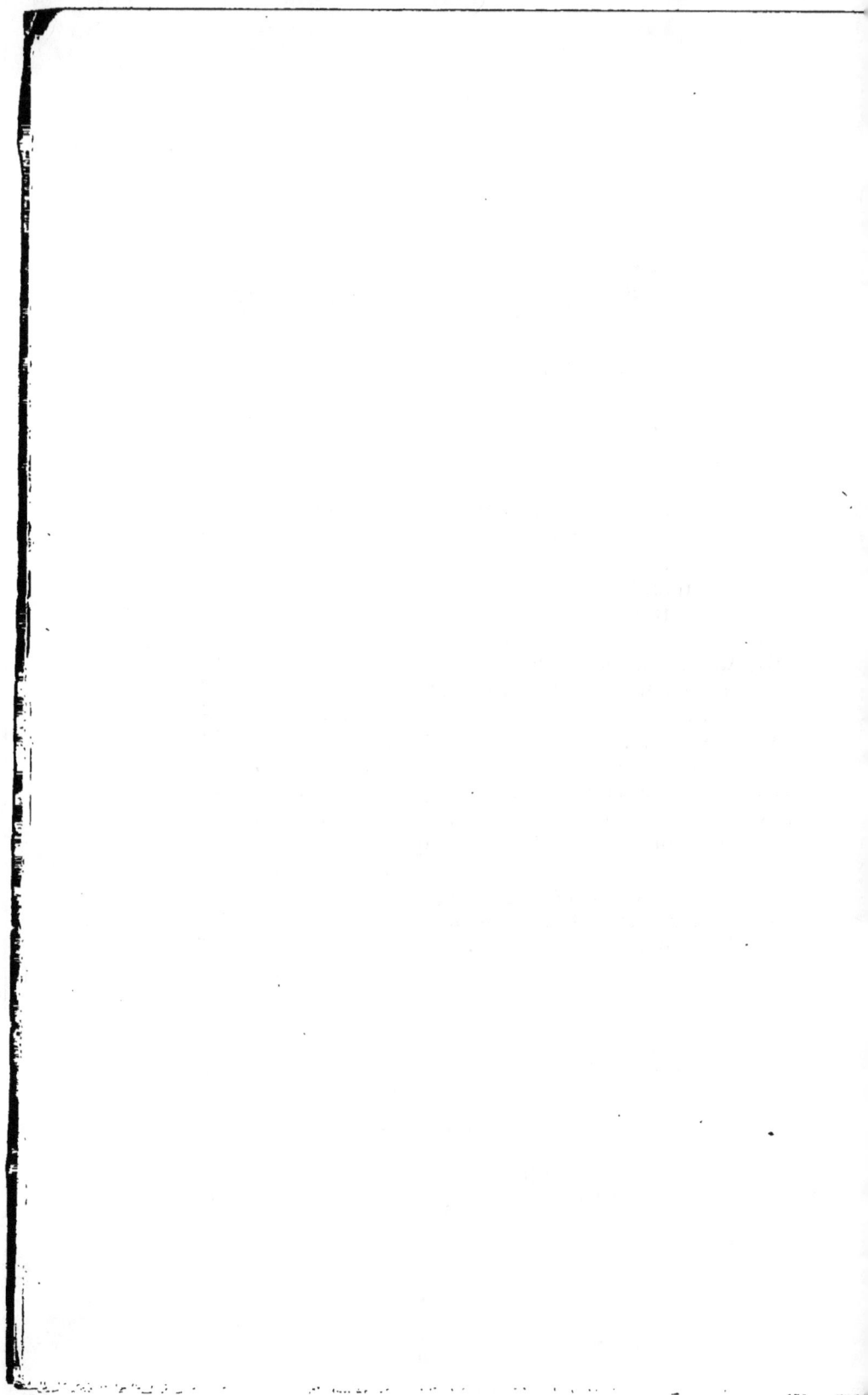

INTRODUCTION

Ayant perdu la vue brusquement à un âge
relativement avancé (je venais d'entrer dans
ma soixante-deuxième année), un de mes premiers soins fut de m'enquérir de ce qu'il fal-
lait faire pour vivre le moins mal possible
avec mon infirmité. Ma surprise fut grande
de ne trouver nulle part un ensemble de renseignements à cet égard. C'est qu'en effet, les
préoccupations des amis des aveugles, ou
typhlophiles, se sont concentrées, soit sur
l'éducation et l'instruction des jeunes aveugles, soit sur la charité à organiser en faveur
des aveugles indigents.

Ce qui explique encore l'absence de documents tels que j'eusse voulu les rencontrer,
c'est que la privation brusque et complète de
la vue est un malheur peu fréquent. Les

1.

adultes dont la vue s'éteint peu à peu s'habituent graduellement à se tirer d'affaire plus ou moins bien. Les uns se résignent bientôt à se laisser vivre dans leur coin, et à disparaître du monde des vivants ; les autres, plus énergiques mais très peu nombreux, continuent, dans la plus large mesure possible, leur existence antérieure avec le secours des yeux d'autrui. Sans remonter jusqu'à Homère, on a vu Huber, devenu aveugle à l'âge de dix-sept ans, assisté d'un domestique fidèle, continuer les travaux de Réaumur sur les mœurs des abeilles ; Augustin Thierry, aveugle à trente ans, ne pas abandonner ses recherches historiques et dicter ses *Récits des temps mérovingiens* ; Milton, perdant la vue à cinquante ans, dicter à sa fille son célèbre poème du *Paradis perdu* ; Rodenbach jouer un rôle important dans le parlement belge ; Fawcett, devenu aveugle à vingt-cinq ans, remplacer, d'abord grâce à une remarquable collaboration familiale, sa carrière d'avocat par celle d'écrivain, se faire élire membre de la Chambre des Communes et devenir directeur général des postes. Ces exemples et d'autres moins illustres suffisent à prouver que la cécité, saisissant l'homme en pleine activité, ne le condamne pas

à l'inaction, surtout si, la perte de la vue étant
graduelle, il peut s'accommoder, graduellement
aussi, à la nouvelle situation qui lui est faite.

C'est par une expérience prolongée que les
personnes qui entourent un aveugle apprennent à lui éviter les difficultés avec un dévouement parfois admirable, dévouement dont
je voudrais contribuer à diminuer le fardeau.

J'expose, dans les pages qui vont suivre,
les résultats de mon expérience et de mes recherches : je sollicite l'indulgence des personnes compétentes, car je ne suis qu'un
« parvenu de la cécité ».

La dépense empêchera beaucoup de mes
compagnons d'infortune de mettre à profit
une bonne partie de mes conseils. Comme
mon travail ne sera évidemment pas lu par
les aveugles, mais par leur entourage, rien
n'oblige à leur en faire connaître tous les chapitres : chacun en prendra ce qu'il pourra.
J'écris pour la famille de l'aveugle ; c'est à
elle d'éviter à son protégé le regret de ne
pouvoir se procurer des auxiliaires coûteux,
tels que le tricycle-tandem ou le phonographe.

C'est peut-être plus spécialement à mes
confrères en oculistique qu'il appartient d'ex-

traire de ce volume les conseils qu'ils trou-
veront utile de faire profiter leurs clients malheureux. J'ai rencontré plus d'un aveugle qui
parlait en termes très amers des soins qu'il
avait reçus dans la dernière période de sa
maladie.

Je supplie donc mes confrères de résister à
la tendance, — qu'on dit humaine et que je dis
barbare, — de leur laisser de l'espoir, en les
amusant par des injections de strychnine, des
séances d'électrisation ou des traitements
internes inutiles et dont l'emploi, même s'il
est fait gratuitement, n'est pas pour augmenter la considération de celui qui les applique. Donner, par un traitement de complaisance, une consolation à un incurable,
c'est l'empêcher d'organiser sa vie en prévi-
sion de l'échéance fatale. Il me paraît plus
humain de faire pour ces aveugles ce que
j'eusse voulu qu'on eût fait pour moi-même,
et de les préparer peu à peu à leur sort. Si,
par exemple, on prévoit que le patient sera
condamné un jour à recourir à l'écriture
Braille, n'est-ce pas un devoir d'utiliser le
peu de vue qui lui reste pour lui enseigner
les premiers éléments de ce procédé?

Plus particulièrement destinées à servir

aux hommes de professions libérales qui viennent de faire le « saut dans le noir », les pages qui suivent n'auraient jamais été écrites sans le malheur qui m'a frappé, et si, comme je l'espère, elles servent à adoucir quelque infortune analogue à la mienne, le sort m'aura donné une précieuse consolation.

Paris, juin 1903.
5, boulevard Latour-Maubourg.

ENTRE AVEUGLES

CONSEILS A L'USAGE DES PERSONNES
QUI VIENNENT DE PERDRE LA VUE

I

SERVITUDE ET LIBERTÉ

« Si nous désirons ardemment la vue, c'est
« non pour jouir de l'agrément des visages et
« distinguer les couleurs, mais plutôt pour
« être délivrés des mille entraves que la cé-
« cité fait naître partout, dans la rue, à la
« maison, à table. C'est pour échapper à la
« dépendance qui, même bienveillante, pèse
« sur nous. »

Les lignes ci-dessus sont de M. Guilbeau, professeur à l'*Institution nationale des jeunes aveugles* et
fondateur du musée Valentin Haüy, homme éminent, dont les conseils m'ont été de la plus grande
utilité.

Si ces appréciations sont vraies pour ceux qui, comme M. Guilbeau, ont perdu la vue dans leur enfance, elles le sont bien davantage encore pour ceux qui, pendant une vie déjà longue, ont fait usage de leurs yeux. Une des modalités de la servitude à laquelle l'aveugle échappe difficilement, est l'impossibilité où il se trouve bien souvent de pouvoir contrôler par lui-même les assertions d'autrui. S'il ne peut avoir une confiance absolue dans la véracité de ceux qui l'entourent, la vie lui devient intolérable. Ne mentez jamais à un aveugle, fût-ce dans l'intention la meilleure, car, pour lui rendre un service passager, vous aurez tué en lui la confiance et, par conséquent, la sécurité.

Il est pénible de recourir à autrui pour les actes les plus insignifiants. « Personne n'a jamais compris personne », a dit Becque. Chacun a toujours, même à l'égard de l'ami le plus intime, son « for intérieur » qui lui dicte, dans la vie quotidienne, de menus actes, insignifiants peut-être, mais dont il ne lui est pas agréable de voir discuter les mobiles. Et si, soi-même, on n'a rien de caché pour ses proches, on peut désirer garder pour soi seul les confidences d'autrui.

Au début, il me fut impossible de garder le secret de ma correspondance avec les voyants : j'y suis arrivé graduellement, et on en verra les moyens au chapitre XVII (page 113.)

Dans le monde, la servitude de l'aveugle est presque continuelle, il ne choisit pas son interlo-

cuteur : c'est celui-ci qui s'impose. Impossible, pour
échapper à un gêneur, de s'approcher d'un groupe
sympathique, ou de prendre à part telle personne
qui, souvent par discrétion, ne vient pas nous arra-
cher à un importun inconscient.

Pour la plupart des besognes, un secours merce-
naire est préférable. Par exemple, un lecteur payé
lit ce que nous voulons, relit tel passage que nous
désirons retenir, laisse inachevé un chapitre qui
nous paraît sans intérêt. Il nous épargne ses com-
mentaires. Si nous lui dictons une lettre, il ne nous
interrompt pas pour nous donner son avis. Mais,
esclave docile, il finit parfois par se rendre indispensable et peut devenir, à proprement parler, le
tyran domestique, le cerbère qui écarte ceux qui
lui portent ombrage. J'ai connu un aveugle sans
famille, qui a été, jusqu'à sa mort, l'esclave de son
secrétaire et de sa cuisinière, heureux encore de la
petite indépendance que lui laissait la haine réci-
proque de ces deux personnes !

Depuis Antigone, on a vu des femmes, des filles
d'aveugles, faire entièrement abnégation d'elles-
mêmes. Quelque satisfaction qu'elles puissent
trouver à s'immoler ainsi, s'il est permis de les ad-
mirer, il est sage de les blâmer. Il faut leur raconter
la lamentable histoire de ce poète anglais dont la
sœur fut la compagne de tous les instants ; quand
elle mourut, il fut plus désemparé que lorsqu'il
perdit la vue. N'eût-elle pas mieux fait de se marier
et de lui laisser des neveux ? Et cette autre, mère

admirable, se consacrant tout entière à l'éducation d'une fille, a-t-elle raison de négliger d'autres devoirs?

Il ne faut pas que l'aveugle abuse de pareils dévouements pour être capricieux dans la répartition de son temps. Il faut qu'il s'impose à lui-même la servitude d'une régularité d'heures aussi grande que possible, et toutes les fois que, dans cette vie réglée, il voudra intercaler des projets quels qu'ils soient, il devra les faire connaître aussitôt conçus pour que chacun puisse s'arranger en conséquence.

Tous les efforts doivent tendre à donner à l'aveugle le maximum de liberté et d'indépendance compatible avec son état, en lui enseignant les moyens de faire par lui-même le plus de choses possible. Plus il saura s'occuper seul, plus il agira par lui-même, et plus il sera satisfait, tout en étant moins à la charge d'autrui.

Un genre de prévenances auxquelles l'aveugle est extrêmement sensible, consiste à maintenir autour de lui l'ordre le plus parfait et le plus méticuleux, de façon qu'il ait la liberté de trouver lui-même les choses, au lieu d'être assujetti à les demander. Il faut aussi, dans la mesure du possible, qu'il classe lui-même ses papiers, pour n'être jamais à la merci d'une personne déterminée, lorsqu'il a besoin de les retrouver.

Puisque la perte de la liberté est la pire des conséquences qu'entraîne la cécité, quand une personne perd la vue, la première chose à faire est de se hâter de lui faire connaître tous les procédés qui lui permettent d'agir par elle-même ; et c'est l'exposé de ces moyens qui fait l'objet du présent travail.

II

SUPPLÉANCE DE LA VUE PAR LES AUTRES SENS

D'après une opinion très répandue, la perte d'un sens aurait pour effet d'augmenter l'acuité des autres : rien n'est plus faux. Il est contraire à la théorie des sensations et contraire à l'expérience d'espérer, par exemple, qu'un aveugle, à force d'exercice, finira par entendre une montre de plus loin qu'il ne l'entendait au moment où il a perdu la vue.

Ce n'est pas à dire que l'aveugle n'apprenne pas à tirer un parti utile, — et même très utile, — de certaines sensations qui échappent au voyant. Il apprend, — et il faut qu'il apprenne, — à porter son attention sur beaucoup de faits qui, pour le voyant, sont d'importance secondaire ou même négligeable. Par exemple, quand je voyais, il pouvait parfaitement m'échapper de remarquer si un visiteur était ganté. Actuellement, je ne manque pas de tendre la main à tout arrivant, avant de le faire asseoir. Je sais aussitôt s'il est ganté ou non, et la diversité des mains me renseigne, en la combinant avec la voix et la hauteur d'où elle provient, sur le sexe, la taille et, dans une certaine mesure, sur l'âge et la condition sociale de l'interlocuteur. La diversité des poignées de mains est infinie, aussi ai-je appris sans trop de surprise, qu'une personne à la fois sourde et aveugle et qui, par conséquent, n'entre en relation avec autrui que par la main, reconnaît quelquefois une poignée de mains à plusieurs années de distance. L'odorat aidant, il m'est arrivé de toiser en un instant un quémandeur dont l'haleine sentait l'alcool. Il ne se produit aucun affinement des sens auditif, tactile et olfactif, mais plus de subtilité dans l'interprétation des renseignements fournis par ces sens. Les aveugles de naissance sont passés maîtres dans ce genre d'exercices, et je voudrais donner, à mes confrères en cécité récente, quelques indications tirées de l'expérience de leurs devanciers.

Pour l'aveugle, c'est l'*ouïe* qui est presque le seul moyen de connaître les objets lointains. Il est donc désirable d'éviter les bruits inutiles, pour laisser plus d'action aux moindres bruits qui décèlent ce qui se passe autour de lui. Une fenêtre ouverte sur une rue pavée et fréquentée ne lui permet pas de reconnaître au son des pas, au frôlement d'une jupe, etc., quelle est la personne qui entre, d'entendre sonner la pendule ou de percevoir ce qui se passe dans les pièces voisines.

Comme nul ne peut reconnaître avec exactitude d'où vient un son, mais que cette connaissance peut se perfectionner par l'exercice, par exemple en apprenant à tourner la tête pour profiter de la différence d'impression faite sur les deux oreilles suivant que l'une ou l'autre est tournée vers l'origine du bruit, il est utile de conduire souvent l'aveugle au théâtre, de préférence aux places de face voisines de la scène, et en lui annonçant les principaux mouvements des personnages; s'il occupe une place de côté, l'aveugle ne peut acquérir aucune notion relative au mouvement des acteurs. La représentation théâtrale est également un excellent exercice pour apprendre à classer les voix d'après leur timbre et à noter leurs particularités.

Disons, en passant, que pour intéresser l'aveugle à une représentation théâtrale, il faut, autant que possible, lui donner une première idée de la pièce par une analyse préalable, puis, au lever du rideau, à chaque acte, lui faire connaître le décor et le nom des personnages en scène.

Reconnaître un interlocuteur à la voix est, pour l'aveugle, une faculté d'autant plus importante à développer qu'il doit s'en servir pour ne pas être trop désorienté dans une réunion de quelques personnes.

Un aveugle expérimenté reconnaît, me dit-on, au son de ses pas, si le sol est sec ou s'il est humide, s'il marche près ou loin d'un mur, s'il vient d'entrer dans une chambre de grande ou de petite dimension.

Pour se renseigner par l'oreille, tel aveugle, que je pourrais citer, sait recourir à des bruits qu'il fait lui-même : par exemple, la résonance produite quand il frappe le sol avec sa canne ou lorsqu'il fait, avec ses lèvres, un petit bruit sec et aigu, analogue à celui d'un baiser. J'ignore dans quelle mesure les adultes peuvent s'approprier ces procédés.

En tout cas, il est une impression auditive qui se perfectionne utilement et rapidement : c'est celle des nuances qui trahissent un sentiment involontairement exprimé. Privé des indices que donnent les expressions de visage et les gestes involontaires de ses interlocuteurs, l'aveugle n'en est que plus attentif aux intonations, et il peut tirer un véritable profit de l'art d'écouter dans lequel il doit tâcher de passer maître.

Concurremment avec l'ouïe, l'*odorat* peut donner quelques informations sur les objets qui sont hors de la portée des mains de l'aveugle. Je n'ai jamais vu qu'il y ait profit à exercer méthodiquement l'odorat : sans qu'on leur dise rien, les aveugles chez qui ce sens est développé en usent pour reconnaître certaines boutiques au passage. Qui voudra tirer de l'odorat tous les renseignements possibles, devra s'abstenir de fumer et de priser. Le tabac oblitère l'odorat dans une très forte mesure.

Enfin, c'est le *toucher*, dont personne n'est absolument privé, qui est, pour l'aveugle, le plus précieux des sens, et il est possible d'en augmenter, par l'exercice, non pas la sensibilité, mais l'utilisation.

Un voyant, qui porte le doigt sur de l'écriture Braille, est incapable de sentir la disposition des points qu'un aveugle exercé reconnaît sans hésitation. Ce n'est pas que le doigt du voyant soit moins sensible : c'est parce qu'il ne sait pas tâter. Cette distinction n'est pas une subtilité. J'en donnerai pour preuve, qu'ayant eu le tort de ne me servir, tout d'abord, que de l'index de la main droite pour lire le Braille, il m'est beaucoup plus difficile de lire au moyen de l'index de la main gauche; et cependant, loin d'être augmentée, la sensibilité de l'index droit a été très notablement diminuée par le frottement. Surtout quand j'ai beaucoup lu, sous ce doigt les points semblent mous et cotonneux alors qu'ils paraissent presque piquants pour l'index gauche. Malgré cette supériorité de sensibilité, l'index gauche est beaucoup plus malhabile à lire que le droit. D'autres aveugles ont observé le même fait.

L'aveugle le plus exercé à lire ne reconnaîtra pas

toujours une lettre de l'écriture Braille en appuyant
le doigt sur cette lettre. Les points et leur disposition respective ne sont perçus aisément que grâce
au frottement exercé par eux sur la peau du doigt,
et, pour que la perception soit nette, il faut que ce
frottement ne soit ni trop lent ni trop rapide. Un
des secrets, tout à fait inconscients du lecteur
aveugle, est de mouvoir son index avec la vitesse
la plus grande qui soit compatible avec la perception des points, en appuyant juste assez pour ne
pas fatiguer la sensibilité tactile. Il y a là toute
une étude physiologique à entreprendre, analogue
à celle que j'ai faite autrefois sur la physiologie de
la lecture chez les voyants. Les aveugles qui se
livrent aux travaux manuels trouvent souvent avantage à se servir, pour lire, de l'index gauche dont
l'épiderme est moins épaissi.

Ces observations me conduisent à penser que,
dès qu'il sait ses lettres, l'adulte qui veut s'exercer
à lire le Braille trouvera tout avantage à lire
d'abord des ouvrages qu'il connaît déjà ou qu'il se
sera fait lire préalablement. En une heure, on lui
en aura lu à haute voix plus qu'il n'en lira en huit
jours, et il devra lire le plus rapidement possible,
en devinant, pour ne pas cesser de mouvoir le doigt
avec la rapidité la plus favorable au tact.

Dans les institutions de jeunes aveugles, on ne
manque pas de mettre entre les mains des enfants
de nombreux objets pour leur enseigner les
formes : il n'y a rien de pareil à faire pour l'aveugle

qui a vu. Mais pour la « représentation » des
formes par des croquis, des cartes géographiques, etc., il y a quelque parti à tirer du matériel scolaire spécial, et une excellente utilisation
des moments perdus consiste à promener les doigts
sur une de ces cartes en relief qui servent à l'instruction des jeunes aveugles.

Dans un ordre d'idée analogue on construit en
Allemagne des pièces anatomiques pour l'éducation
des masseurs aveugles, sur lesquelles les nerfs et
les vaisseaux sont figurés en relief.

Le bâton dont se servent les aveugles peut être
considéré à bon droit comme une prolongation du
sens tactile. Ce toucher à distance est bien plus
délicat si le bâton est remplacé par une légère
baguette. Je ne me sépare jamais de la badine en
épine noire qui m'a été donnée par mon distingué
confrère le Dr Vosy, de Choisy-le-Roi. Elle me sert
pour ainsi dire d'antenne et me dispense de porter
les mains en avant quand je circule. A vingt centimètres environ de la poignée est attaché un cordon
de pareille longueur, terminé par un bouton ou par
un crochet, qui s'engage dans une boutonnière du
vêtement. Grâce à cet artifice, je ne décroche guère
la baguette que pour la promenade. Elle est assez
libre pour être utilisée de la main gauche, sans
qu'il soit besoin de la détacher. De plus, j'évite de
la casser en m'asseyant sans précaution, ainsi que
cela m'était arrivé quand le bouton était rattaché
à la tête, par un cordon très court. Que ce soit dans

la foule, à la sortie du théâtre, ou en visite dans un appartement inconnu, je marche précédé de ce stick dont je fais osciller horizontalement la pointe ferrée près du sol. Dans la rue, au bras d'un ami inexpérimenté, surtout d'une femme, je me sens beaucoup plus assuré quand j'ai à la main une canne pour tâter au besoin les obstacles. Je crois aussi que son emploi prévient les passants de l'approche d'un aveugle, et les engage à se ranger. Cependant il paraît que le grand genre consiste à circuler sans canne, et que les anciens élèves de l'Institution nationale de Paris cherchent à se distinguer ainsi d'avec les aveugles moins huppés.

En résumé, l'aveugle, pour se diriger, recourt à tous les sens autres que la vue, y compris, parfois, un *sixième sens* dont il sera question au chapitre xxv (page 142).

III

OCCUPATIONS DOMESTIQUES

Le tour et la menuiserie ne sont pas inaccessibles aux aveugles ; j'en connais qui sont heureux et fiers de fabriquer des boîtes en bois ou en carton et qui font de la reliure : ce sont des plaisirs innocents, chers aux aveugles-nés. Ayant pratiqué, dans mon enfance, le tour et d'autres arts manuels, je n'aurais pas le courage de mettre beaucoup de temps à fabriquer assez mal des objets inutiles. Celui qui perd la vue dans un âge relativement avancé n'a ni la patience ni les naïves illusions des aveugles-nés qui se délectent dans des occupations manuelles ; il n'a pas eu le temps de se résigner à l'excessive lenteur en toutes choses qui est imposée à ceux qui agissent sans voir.

L'aveugle peut se rendre utile en contribuant aux soins du ménage, surtout dans les familles de condition moyenne. La place me manque pour reproduire ici tout ce que m'a écrit, à ce sujet, M. Bonnet, de Toucy (Yonne), qui après avoir eu la vue très mauvaise, devint définitivement aveugle à l'âge de trente-deux ans. Peu de nos compagnons pousseront l'adresse aussi loin que mon correspondant, qui ne craint pas, par exemple, d'allumer et d'entretenir le feu, et qui assume la plus grande partie des soins de propreté de la maison. Il a été jusqu'à inventer un cirage facile à manier pour lui et dont il envoie la formule à qui la lui demande. Son plus grand plaisir est de s'occuper des soins matériels qu'exigent les petits enfants, de se faire leur compagnon quand ils grandissent, et de les prendre comme guides, pour faire des commissions qui seraient au-dessus de leur âge.

Quoi qu'il en soit, rien n'empêche l'aveugle de fendre et de scier le bois de chauffage, de préparer le feu dans les cheminées, de chercher le vin à la cave, de déboucher les bouteilles, de mettre et d'ôter le couvert, de laver et ranger la vaisselle, d'éplucher les légumes, de faire les lits, de balayer les chambres, de nettoyer les carreaux. Tout cela ne demande qu'un peu d'exercice et quelques tours de main particuliers.

Par exemple, pour faire un lit, l'aveugle, après avoir mis deux chaises bord à bord l'une en face de l'autre, pour y déposer la literie, a soin, avant d'enlever chaque drap, d'y faire un nœud pour être sûr, lorsqu'il les remettra, de ne pas placer à la tête la partie qui était aux pieds. Pour balayer, il

2.

se rend la place bien libre en transportant successivement toutes les chaises dans la partie de la
pièce où il n'opère pas.

A la campagne, pendant que le reste de la
famille est aux champs, l'aveugle peut distribuer la
nourriture aux bêtes et garder la maison. On m'a
cité un aveugle-né qui trouve une grande satisfaction à mettre lui-même son vin en bouteilles : tant
mieux pour lui, mais comme il ne lui est pas possible de remplir les bouteilles juste à point, l'opération est plutôt fâcheuse.

Ce dernier exemple me paraît assez bien choisi
pour montrer que, parfois, les besognes ménagères
que peut accomplir l'aveugle ne servent qu'à lui
donner l'illusion d'être utile. C'est déjà quelque
chose.

Pour les enfants qui deviennent aveugles très
jeunes, les occupations domestiques sont une excellente forme d'éducation première ; une mère se
décidera aisément à faire éplucher des légumes par
un enfant. A ce propos, je tiens à donner aux personnes qui ont la charge de très jeunes aveugles le
conseil d'isoler ces enfants le moins possible. Malgré les dangers, plutôt imaginaires que réels, de
cette manière de faire, il faut envoyer les petits
aveugles à l'école maternelle, s'il en existe une
dans le voisinage, et même à l'école primaire. Pour
eux, l'impossibilité de voir est compensée, dans une
certaine mesure, par l'absence de distractions et,
pour peu que les maîtres y mettent de la bonne

volonté, ils apprennent quelque chose, et surtout
ils se pénètrent du désir d'apprendre. Si, de plus,
on va chercher quelques indications dans une
école d'aveugles, on peut préparer, à domicile,
l'enfant à profiter de l'enseignement que donnent
les écoles spéciales. A tous égards, il ne faut pas
que le petit aveugle soit constamment accroché aux
jupes maternelles.

IV

OCCUPATIONS PROFESSIONNELLES

Je ne saurais mieux commencer ce chapitre qu'en traduisant un passage d'une lettre que m'a adressée M. Riggenbach, aveugle et professeur de théologie à l'Université de Bâle.

« J'ai la conviction, écrit M. Riggenbach, que l'adulte, devenant aveugle, devrait continuer sa profession chaque fois que c'est possible, et ne pas se laisser arrêter par les difficultés du début. S'il est forcé de changer de métier, il faut qu'il en choisisse un nouveau qui lui impose certaines obligations et qui ne lui laisse pas le choix, à chaque instant, de travailler ou de ne rien faire.

« *L'aveugle, du reste, ne peut trouver de satisfaction dans l'existence que s'il ne vit pas pour lui seul, et s'il peut avoir la certitude d'être un membre utile dans la société et de contribuer pour sa part au bien-être de la collectivité.*

« C'est une erreur de se borner à distraire les aveugles : il faut au contraire les engager à travailler et à utiliser toute leur énergie, mais ils ne devront pas prétendre obtenir exactement les mêmes situations que les voyants.

« Il arrive cependant que des aveugles aient un sort très agréable et très enviable ; en ce qui me concerne, je suis très satisfait d'avoir pu faire mes études malgré mon infirmité, et d'être arrivé à une situation universitaire. »

Impossible de mieux dire.

Cependant, je dois faire observer que M. Riggenbach ayant perdu la vue à l'âge de quinze ans, sa situation avait quelque chose de particulier. Il était devenu aveugle à peu près au moment où l'homme choisit sa carrière.

Pour ceux qui deviennent aveugles sur le tard, le choix de la carrière n'est plus à faire ; il s'agit donc de prendre un parti : il faut, ou bien s'organiser pour continuer, si cela est possible, les occupations antérieures, ou bien changer brusquement de direction, mais en tenant compte, dans le choix de la route nouvelle à prendre, et des connaissances antérieurement acquises, et des circonstances extérieures. Ce conseil est bon à suivre, non seulement par ceux qui ont déjà perdu la vue, mais surtout par ceux qui sont menacés de la perdre.

C'est ainsi qu'un de mes correspondants, M. Camille Lemaire, architecte, se voyant menacé de cécité, s'est consacré à l'histoire de l'architecture. D'ailleurs, sous ce rapport, il n'y a qu'à laisser faire l'aveugle. Il ne faut pas tomber dans l'erreur absurde de lui faire prendre des semaines ou des mois de repos, au moment où il vient de perdre la vue; il faut, dans la mesure du possible, le laisser à ses occupations et à son milieu.

Un autre de mes correspondants, M. Sommer, a conformé pleinement sa conduite aux indications qui précèdent, en y joignant quelque chose de plus, et de fort ingénieux : il a su tirer un profit matériel de sa cécité, en fondant à Bergedorf, près de Hambourg, une sorte de pension bourgeoise pour les aveugles de tout âge et de tout sexe, qui ont les moyens de reconnaître son hospitalité. Le Dr Sommer a passé d'abord un an à l'Institution des aveugles de Hambourg, pour se familiariser avec les méthodes en usage dans les établissements de ce genre; puis, tant pour accroître ses connaissances pédagogiques spéciales que pour se perfectionner dans la pratique des langues vivantes, il fit, avant de fonder son établissement de Bergedorf, un séjour assez prolongé en Angleterre et en France. On trouvera au chapitre xi (p. 73) quelques-unes des aventures qui marquèrent l'odyssée de M. Sommer.

Puisque, dans ce petit livre, je dois insister sur mon cas particulier, je ferai remarquer combien l'idée même de faire le présent volume rentre dans le programme qui vient d'être exposé. Depuis quarante ans, je m'occupe de la physiologie des organes des sens, et, tout en exerçant la profession d'oculiste, je ne me suis pas laissé envahir par la pra-

tique de ce métier au point de devenir étranger
aux intérêts sociaux. J'ai été député, et j'ai fait
partie de nombreuses associations d'utilité générale. Tout ce passé m'a paru un point de départ
utile pour faire avec fruit les recherches et les
enquêtes qui ont abouti au présent travail. Comme
l'architecte dont j'ai parlé qui, ne pouvant pas des-
siner, s'occupe d'histoire de l'art, j'ai pensé que ne
pouvant plus faire des opérations sur les yeux ni
des expériences d'optique au laboratoire, je pouvais
faire profiter les autres de l'ensemble de mes connaissances.

J'ai réparti le plus possible, entre les différents
membres de ma nombreuse famille, les soins dont
ils veulent m'entourer, et qu'il pourrait être désagréable de demander à des étrangers, et, comme
aucun n'est mon secrétaire particulier, je me suis
réservé le classement des documents, par dossiers
qui portent à la fois des titres en noir et en points.
Un ami fidèle et d'une instruction très variée vient
de temps en temps me tenir au courant du mouvement scientifique et littéraire de notre époque.
A aucun des membres de ma famille, je ne demande
de lire ce qui peut être lu par une personne de
service, comme les journaux, par exemple, ni de
m'accompagner dans mes sorties. Grâce à cette
organisation, les uns et les autres peuvent voyager
en m'abandonnant sans remords pendant des semaines ou des mois : leur liberté est respectée ainsi
que la mienne.

J'ai dit qu'il m'a fallu renoncer aux recherches d'optique et aux consultations : cela n'est pas absolu. Mon successeur à la Sorbonne me fait l'amitié de venir me parler de temps à autre de ce qui se fait au laboratoire où il a été long-temps mon second, et si quelque ancien client tient à me consulter, je convoque, pour le rece-voir, un aide qui m'a, pendant douze ans, assisté dans mes consultations particulières, et qui, bon observateur, me décrit l'état du malade et me donne ainsi l'illusion d'être encore utile comme médecin.

A chacun de choisir entre ma manière de pro-céder et celle d'un aveugle très intelligent, ancien ingénieur, qui a eu la main heureuse dans le choix d'une personne dont la collaboration per-manente lui donne toute satisfaction. Il lui a en-seigné l'art si difficile de dire ce qu'elle voit et d'agir à sa place : par exemple, s'il y a un calcul à exécuter, la collaboration consiste à ne rien faire mentalement et à appeler tous les chiffres; l'aveugle est ainsi mis à même de suivre tout le temps.

Intermédiaire entre les deux systèmes qu'on vient de voir, se présente celui de M. Riggenbach. Je cite textuellement :

« Ma fonction de professeur de théologie m'oblige à avoir en permanence un secrétaire instruit qui me se-conde dans mes travaux scientifiques.

« L'emploi de secrétaire est très astreignant, et celui

qui m'assiste ne reste généralement pas plus d'un ou
deux ans avec moi. Naturellement cette organisation a
ses inconvénients, car il faut que je m'habitue assez
souvent à une autre personne, et que chaque aide s'habitue à ma méthode de travail et à mes procédés. Cela
exige des deux côtés de la bonne volonté et de la patience, mais le travail en collaboration avec un aide
plus jeune que soi apporte aussi un stimulant, et il s'est
toujours établi une amitié durable entre mes secrétaires et moi.

« Mon secrétaire m'accompagne aussi la plupart du
temps à mes occupations. »

Former ainsi un collaborateur avec la certitude
d'avoir à s'en séparer doit être un effort pénible,
pour qui n'a pas la hauteur d'âme de mon correspondant de Bâle.

Comme exemple remarquable dans l'ordre d'idées
qui fait l'objet de ce chapitre, il est intéressant de
citer le Dr Vosy, de Choisy-le-Roi, qui continue
l'exercice de la médecine, et cela de deux manières :
soit en se rendant, pour des consultations, à l'appel
de confrères de la localité, soit en pratiquant des
accouchements. Il paraît même que, pour certaines
jeunes femmes, la cécité du Dr Vosy est plutôt un
encouragement à recourir à ses soins.

Ceci m'amène à rappeler qu'au Japon les aveugles
ont le monopole du massage. Il me semble que si,
pour moi, la privation de la vue avait été accompagnée d'une chute dans la misère, je n'eusse pas
hésité à me mettre au courant des procédés de
massage; je soumets cette idée à mes confrères,

avec d'autant plus de confiance qu'il existe déjà à Paris un masseur aveugle, qui, sans être médecin, arrive à gagner sa vie.

Pour ne pas être accusé d'oubli, je dois rappeler que, depuis plus de cinquante ans, on enseigne aux aveugles à exécuter des travaux de vannerie, de sparterie, de brosserie, de cannage et rempaillage de chaises : là-dessus, les renseignements abondent dans tous les pays. Il va sans dire que, même pour les aveugles-nés, ce sont des métiers d'un produit infime.

Un musicien, devenu aveugle, pourra sans doute, s'il n'est pas trop vieux, apprendre la profession d'accordeur de pianos, mais si l'on n'y joint pas celle d'organiste, la situation d'accordeur ne doit pas être bien brillante. Rien de bon à faire comme professeur de piano. Ne pouvant pas surveiller la tenue des mains de l'élève, ni déchiffrer avec lui, le professeur aveugle ne peut espérer que des leçons au rabais. J'ai rencontré des aveugles qui donnent des leçons de langues vivantes, toujours à bas prix.

On peut dire qu'en général, ceux qui perdent la vue sur le tard, s'ils sont bien plus maladroits que les aveugles-nés, lorsqu'il s'agit de se diriger, sont, au contraire, dans de meilleures conditions pour exécuter bien des actes qui leur ont été familiers. Leur connaissance antérieure du monde visible, les rend aptes à des besognes dont l'apprentissage est bien difficile pour les aveugles-nés.

Par exemple, pour un aveugle, l'étude de l'orthographe française est d'une énorme difficulté; s'il
arrive à la savoir, ce n'est que grâce à la persévé-
rance et à la concentration qui résulte souvent de
l'impossibilité de se distraire par la vue. Pour un
aveugle sachant imperturbablement l'orthographe,
rien de plus aisé que de se faire dactylographe.
On objectera qu'en général les dactylographes sont
sténographes; c'est vrai, mais l'aveugle peut se
restreindre à faire des copies en se les faisant
dicter par un aide peu lettré. Il peut espérer aussi
un emploi dans une de ces grandes maisons où le
patron dicte son courrier à un phonographe dont
il répartit les rouleaux entre plusieurs dactylographes.

Helmholtz me racontait en 1867, que, dans le
choix de ses travaux, il s'était dirigé par la considération d'une sorte d'inventaire qu'il avait fait de
ses aptitudes mathématiques et musicales, de ses
connaissances en physiologie et en anatomie, et
des moyens matériels mis à sa disposition par le
laboratoire d'Heidelberg; alors, remarquant que
toutes ces circonstances se rencontraient rarement
réunies, il en avait déduit qu'en se livrant à une
étude scientifique de la musique et de l'audition, il
pourrait arriver à faire des découvertes qui avaient
échappé à des mathématiciens, à des physiciens, à
des physiologistes et à des musiciens plus éminents
que lui, chacun dans sa branche.

C'est par un procédé tout à fait analogue que

l'homme devenu aveugle sur le tard, après avoir fait la revue des moyens d'action dont il dispose, peut faire judicieusement le choix d'une carrière nouvelle.

V

PROPRETÉ, HYGIÈNE, SANTÉ

Pour les soins de propreté de leur corps, rien n'empêche les aveugles de procéder exactement comme les clairvoyants. Ceux qui avaient l'habitude de se raser eux-mêmes, peuvent continuer de le faire, et, s'ils ont peur de se couper, ils feront usage du rasoir américain.

Il y a lieu, cependant, d'attirer particulièrement l'attention des aveugles sur les soins à donner aux mains, d'autant plus exposées à être salies qu'elles sont plus employées pour suppléer la vue, et que l'aveugle peut être amené, sans le savoir, à toucher des objets d'une propreté douteuse. J'en citerai un seul exemple : certaines rampes d'escaliers à la mode sont interrompues à chaque tournant par des montants en bois soi-disant décoratifs, qui ont pour effet de laisser aisément accumuler la poussière sur la main courante, car leur incommodité empêche la plupart des personnes de s'en servir : quand je m'aide d'une rampe de cette espèce, j'ai soin de n'y poser que le bout des ongles.

Les aveugles n'aiment pas à porter des gants et ils ont raison : il m'est arrivé en voyage de rencontrer deux frères dont l'un est aveugle, et à la première rencontre je n'hésitais pas à reconnaître l'aveugle par cette circonstance que sa main n'était pas gantée.

Les vêtements des aveugles sont plus particulièrement exposés à être salis, soit à la maison, par exemple en mangeant, soit au dehors par le contact des murs ou des passants, soit par les éclaboussures résultant de l'impossibilité d'éviter les flaques d'eau ou la boue. Par les temps humides, les aveugles qui sortent seuls se salissent encore plus que ceux qui sont accompagnés, car ils contractent, pour éviter les chocs à la montée ou à la descente des trottoirs, l'habitude de lever beaucoup le pied, dont la retombée produit aisément des éclaboussures.

C'est à l'entourage de l'aveugle qu'il appartient de veiller à la propreté de ses vêtements, et il importe au bon renom de son entourage que la répulsion causée par une mise négligée ne s'ajoute pas aux autres causes d'isolement dont il est victime.

Quoique ayant appliqué l'antisepsie dès son début, je trouve exagérée la mode qui, sous prétexte d'hygiène, tend à supprimer toutes les tentures des appartements : il en résulte dans les locaux habités, une sonorité ennemie d'une bonne acoustique. Ne voyant rien, c'est bien le moins d'entendre le mieux possible, et sous ce rapport je préfère à tout autre, le séjour dans une salle dont les murs sont couverts de tapisseries.

Plus que les livres en noir, les livres en Braille peuvent être un véhicule de contagion : ils peuvent avoir été lus au lit, ou même sous la couverture du lit, par des aveugles atteints de maladies contagieuses, qui n'ont pas cessé de les toucher pendant la lecture, et c'est encore par le toucher que nous les lisons. Les institutions qui prêtent des livres aux aveugles devraient se préoccuper de ce danger, et ce n'est pas une petite affaire.

Pour en finir avec les livres prêtés, je recommanderai de ne pas mouiller avec la langue les doigts dont on se sert pour lire, et c'est une privation, car, lorsqu'une page est poussiéreuse, ou simplement quand la sensibilité du doigt commence à s'émousser, on peut rendre au tact un peu plus de finesse en frottant le doigt sur une étoffe un peu raide après l'avoir humecté.

D'une manière générale, il me semble que l'on doit apporter des soins extrêmes à l'hygiène de l'aveugle parce que, dans son état, la maladie est particulièrement pénible à supporter, mais il ne faut pas pousser à l'extrême l'obéissance aux prescriptions draconiennes de beaucoup d'hygiénistes, à qui il n'en coûte rien de priver leurs clients des plaisirs les plus modérés de la table. Agir ainsi envers les aveugles est une exagération dont la famille ne doit pas se faire complice ; j'en parle avec désintéressement, étant le moins gourmand des hommes, et j'insiste pour qu'on laisse à l'aveugle, dans la mesure raisonnable, tous les plaisirs de la bonne chère, du café, du pousse-café et du tabac. Si cela le fait mourir un peu plus tôt, ce dont je doute, on aura du moins respecté un des rares plaisirs matériels qui lui restent.

En 1834, pour la première fois, on introduisit utilement l'enseignement de la gymnastique dans l'école d'aveugles de Pesth. Cet enseignement fut développé par Klein, à l'école d'aveugles de Vienne (Autriche). D'après les tendances sportives des Anglais, on doit s'attendre à trouver la gymnastique développée plus particulièrement dans leurs écoles, et sous ce rapport celle de Norwood est tout à fait remarquable. Les exercices y sont poussés jusqu'à une acrobatie vraiment étonnante.

Rien n'empêche un aveugle de faire la plupart des exercices qui comportent des agrès : il peut, avec des amis voyants, lutter d'agilité aux barres parallèles, au trapèze, etc... Mais c'est toujours un effort de se faire conduire à un gymnase et de s'y donner en spectacle. Au contraire, j'estime qu'il est très commode, si on a le courage d'en surmonter l'ennui, de se livrer seul, chez soi, à ce qu'on appelle des exercices de plancher, par exemple avec des haltères. Surtout les jours où le mauvais temps ne permet pas la sortie à pied ou en tricycle, les exercices gymnastiques de ce genre me paraissent très recommandables. Le profond ennui qui les fait si souvent abhorrer par les voyants ne devrait pas en détourner l'aveugle qui, au contraire, dans ses heures de solitude, peut y trouver une occupation éminemment salutaire.

La gymnastique de chambre, antidote de l'immobilité presque absolue où il vit, me paraît tout à fait indiquée pour l'aveugle ; il n'en fera jamais trop : il faut l'encourager à en faire assez.

Pour les médicaments, surtout ceux à prendre la nuit, il est bon que l'aveugle puisse se les administrer lui même sans erreur, et c'est possible. Par exemple, je prends souvent en me couchant des pilules de calomel ; au lieu d'en avoir à différentes doses, je les fais faire à 0,01 centigramme, pour n'avoir qu'à en prendre plusieurs dans la même boîte, en cas de nécessité. J'ai également, toujours dans la même boîte, d'autres pilules que leur grosseur ou leur dureté ne m'expose pas à confondre avec les précédentes.

En cas d'insomnie, il m'arrive de temps à autre de prendre une ou deux cuillerées de sirop de chloral. A cet effet, j'ai toujours, sur ma table de nuit, deux petits flacons contenant chacun la valeur d'une cuillerée ; il m'est impossible, en effet, de mesurer sans aide la quantité à prendre dans

3.

une bouteille, et il me paraissait cruel, pour appeler à l'aide contre mon insomnie, de troubler par un coup de sonnette au milieu de la nuit, le sommeil d'autrui.

VI

HABITATION

Il m'est arrivé, au cours de ma carrière médicale, d'engager un client menacé de cécité à faire l'acquisition d'une maison d'habitation, pour ne pas être exposé à un déménagement forcé. C'est qu'en effet, pour l'aveugle, le déménagement est presque un désastre. En ce qui me concerne, — et je crois n'être pas le seul aveugle dans ce cas —, tout déplacement, même minime, des objets ambiants, m'est parfaitement désagréable. Il me plaît de pouvoir, sans hésitation, mettre la main sur mes livres, sur les objets familiers ; j'aime à savoir où sont les choses au milieu desquelles j'ai vécu, et ce me serait un effort pénible de chercher à me les représenter ailleurs que là où je les ai longtemps vues.

Dans la vie de tous les jours on respecte rigoureusement, chez moi, l'adage de Franklin : « Une

place pour chaque chose et chaque chose à sa
place ». Tout objet ayant servi est aussitôt repla-
cé : par exemple les chaises qui peuvent avoir
été remuées par un visiteur. Si un étranger vient
me voir, on me laisse seul avec lui; je n'ai besoin
de personne pour lui mettre en main un papier ou
pour lui démontrer l'usage de mes instruments
d'optique. Je circule sans crainte dans la maison,
et d'autant plus hardiment que j'ai toujours sur
moi une de ces cannes légères dont il a été question plus haut.

Il faut, ai-je entendu dire, que dans la demeure
de l'aveugle, les portes soient ouvertes ou fermées.
Je ne suis pas de cet avis. Admettons en effet que
la famille s'astreigne à ne jamais laisser les portes
à moitié ouvertes : un jour où un étranger aura
négligé cette précaution l'aveugle, plein de confiance, se heurtera et se fera une bosse au front. Le
malheur n'est pas grand, mais si on veut l'éviter,
le mieux est de ne prendre aucune précaution.
Pourvu que l'aveugle ne s'avance jamais sans faire
osciller le bout de sa canne devant lui, sa sécurité
sera parfaite.

J'avais cru, tout d'abord, que, pour mieux me
reconnaître, j'aurais intérêt à établir des repères,
par exemple le long des murs; grâce au stick, cela
n'a pas été utile. Dans une très grande maison, il
serait commode d'avoir, à certains endroits, des
chemins en tapis ou en linoléum, mais je n'en ai
pas éprouvé le besoin.

Au contraire dans un jardin, même le plus connu, je me sens perdu. Passant quelque temps à la campagne, il m'est arrivé, d'après le conseil de mon ami le Dr Chibret, de faire tendre une ficelle pour suivre un itinéraire déterminé, et de circuler ainsi comme un tramway guidé par son trolley. S'il s'agissait d'un établissement définitif, je ferais poser une bande d'asphalte ou de béton dans l'axe d'une allée, pour former une piste où je pourrais me promener hardiment, tout en lisant quelque léger volume imprimé en points saillants.

Comme il m'arrive de me coucher longtemps après les autres habitants de la maison, j'ai fait placer dans mon lit une boule électrique, qui me permet, au moyen d'un commutateur, de me chauffer les pieds sans déranger personne.

Pour pouvoir, en cas de nécessité, appeler à l'aide, en quelque endroit que je me trouve, de la maison ou du jardin, je fais usage d'un sifflet que j'ai toujours en poche (le mien est une sirène anglaise dont le son est caractéristique).

Un moyen d'appel que M. Kenneth Scott me signale comme utilisé par les Orientaux et qui est assez sonore, consiste à frapper avec trois doigts de la main droite dans la paume, légèrement creusée, de la main gauche.

VII

REPAS

Sauf de rares exceptions, les aveugles-nés mangent salement et mettent constamment les doigts dans leur assiette. Les personnes qui perdent la vue savent, sans qu'on le leur explique, combien ce spectacle est désagréable : aussi feront-elles sagement de s'astreindre, dès le début, à ne jamais faire usage de leurs doigts pour manger.

Les repas étant, pour l'aveugle, les meilleurs moments de la vie, il est très important pour lui de s'appliquer à manger proprement, pour se sentir bien en état d'accepter une invitation en ville. On ne saurait donc entrer dans trop de détails sur ce sujet.

La première précaution à prendre, est de fixer sur la poitrine une serviette destinée à l'abriter des taches. Il ne faut pas que cette serviette tombe inopinément. Le moyen simple d'y parvenir est de faire, à l'un des coins, un petit nœud qu'on fait pénétrer entre le cou et le col de la chemise : la serviette reste alors aussi sûrement en place que si elle était fixée par un bouton.

L'opération la plus difficile est celle de manger proprement le potage. On y arrive en inclinant un peu la cuiller avant de la porter à la bouche, de manière à ce qu'elle ne soit pas trop pleine.

Certains actes sont impossibles, mais ils ne sont pas indispensables : c'est ainsi que je renonce à mettre sur la viande de la moutarde en quantité convenable. A la difficulté que peut éprouver l'aveugle à tout faire sans secours, il y a cette contre-partie que son voisin de table se fait toujours un plaisir de l'aider ; j'ai appris à laisser mon voisin me rendre de petits services, même quand je n'en ai pas besoin. En enfonçant plus ou moins dans le verre l'index de la main gauche, je puis facilement me verser moi-même à boire. A quoi bon ? Et si mon voisin est heureux de couper ma viande, ou si ma voisine propose de chercher les arêtes dans ma portion de poisson, pourquoi les priverais-je de ce plaisir ?

Un de mes correspondants fait usage d'une assiette dont le fond est séparé en deux par une cloison de manière à ne pas mélanger la viande et les légumes.

Au début, je m'étais procuré une fourchette en aluminium. Plus la fourchette est légère, et plus on apprécie facilement le poids du morceau qu'on a piqué : s'il est trop lourd, on le remet sur l'assiette et on coupe à nouveau. Actuellement, ce secours ne m'est plus aussi utile, et on m'assure que je mange assez proprement pour m'aventurer en nombreuse compagnie.

Plus d'une fois, des amis chez qui je dînais ont eu la bonne idée de retenir, pour aider au service, le domestique qui m'avait amené. Ce domestique, connaissant mes habitudes, me sert des portions à ma convenance sans que j'aie rien à dire et me verse à boire, si bien que personne n'a à se préoccuper de moi, et que la conversation, qui est, à mon avis, tout le plaisir du repas en ville, se poursuit sans être interrompue par des soins matériels.

Si la personne qui me sert est un voisin de rencontre, j'obtiens à peu près le même résultat, en me faisant lire le menu dès le commencement du repas, et en lui disant en une fois ce que j'ai l'intention de manger. Lorsque je ne le faisais pas, mon voisin inexpérimenté attendait pour me demander que le plat fût à côté de lui, et si, par hasard, j'étais en train de parler, il attendait encore que ma phrase fût finie ; il en résultait un arrêt dans le service, et toute l'attention des convives était portée sur nous, au grand détriment de la conversation.

Si le repas est le meilleur moment pour l'aveugle, cela tient à ce qu'il se trouve en société avec des personnes immobilisées à des places fixes, et que, par conséquent, il peut prendre part à une conver-

sation générale sans la préoccupation intolérable
des allées et venues des interlocuteurs. Là, seulement, il est sûr de ne pas parler à une personne
qui vient de s'éloigner; là aussi, s'étant fait indiquer dès le début la place occupée par chacun,
il n'a pas besoin de faire un effort pour reconnaître à la voix les différentes personnes qui
prennent part à la conversation. Pour peu que la
chère soit passable, la bonne humeur des convives
aidant, l'aveugle peut, pendant une heure, jouir de
la société presque aussi bien que les voyants.

Si le plaisir d'être à table en bonne société est
réel pour ceux à qui presque toutes les autres
jouissances sont refusées, combien n'est-il pas
plus grand si l'aveugle peut se le donner chez lui,
où il se sent toujours plus à l'aise et où il a l'avantage de choisir les convives à son gré! Batzko a
dit que deux bonheurs seulement sont abordables
pour l'aveugle : celui de réunir des amis à sa table
et celui de songer aux compensations qui lui sont
réservées dans un monde meilleur. Le premier me
paraît plus sûr, et je renvoie au livre de Batzko[1]
ceux qui préféreraient le second.

1. Batzko (Ludwig von). *Ueber mich selbst und meine Un-
glucksgefährten die Blinden.* Paul Gotthelf. Kummer, Leipsig, 1807.

VIII

MONTRES ET PENDULES

Depuis que j'ai l'âge d'homme, pendant quarante ans, j'ai toujours eu présente à l'esprit cette maxime de Franklin : « Le temps est l'étoffe dont la vie est faite. » Cette étoffe, jamais je ne la gaspillais, j'en utilisais les moindres fausses coupes. Aussi, malgré ma nuit perpétuelle où, bien souvent, s'impose soit l'inaction, soit l'impossibilité d'échapper à des conversations importunes, j'ai gardé la manie de savoir l'heure, et ce besoin, peut-être maladif, sera mon excuse de consacrer un chapitre à cette question.

Il existe des montres sans verre et dont le boîtier s'ouvre en pressant sur un bouton. Ces montres, d'un type très courant, sont modifiées à l'usage des aveugles, par l'addition de douze petites chevilles métalliques fixées sur le tour du cadran, en regard de chaque chiffre. En tâtant, il est facile de sentir la position des aiguilles assez exactement pour reconnaître l'heure à une minute près. On doit s'habituer, dès le début, à se servir uniquement de la main gauche pour prendre la montre, pour l'ouvrir et pour tâter l'heure ; on doit affecter exclusivement le pouce à ce dernier usage.

Si l'on veut se contenter de moins d'exactitude, qu'on se procure une de ces vieilles grosses montres démodées qu'on appelait oignons : en ouvrant le verre, on peut tâter les aiguilles. Je trouve agréable de porter aussi une montre à répétition ; rien n'empêcherait de combiner les deux systèmes et d'avoir une montre à répétition disposée pour permettre de tâter l'heure.

Je renoncerais difficilement à avoir, sur ma table de nuit, une petite pendule à sonnerie, dite de voyage, car, en cas de réveil la nuit, il est plus facile de se rendormir si, pour savoir l'heure, on n'a eu qu'à presser sur un bouton.

Un luxe qu'on peut s'offrir à peu de frais, puisqu'un coucou de la Forêt Noire suffit pour remplir ce but, c'est d'avoir une pendule dont le balancier fait assez de bruit pour être entendu de toutes les parties de la salle qu'on habite : c'est un bon moyen d'orientation. Un autre luxe est de placer dans l'appartement une pendule sonnant d'une manière différente à chaque quart d'heure ; désorienté dans l'espace, je trouve d'autant plus de satisfaction à savoir toujours où j'en suis du temps, notion qui, pour le voyant, n'exige qu'un simple coup d'œil.

Il se trouve que, dans mon cabinet, j'ai deux pendules qui, naturellement, ne marchent pas rigoureusement d'accord; quand, par distraction, je n'ai pas compté les coups de l'heure sonnée par la première, mon attention est suffisamment éveillée pour que je puisse compter les coups de la seconde.

Enfin, pour terminer, voici un artifice qui peut servir à savoir l'heure la nuit sans autre secours qu'une montre ordinaire. Remontez lentemen votre montre, précisément à la même heure où vous l'avez remontée la veille, et comptez les déclics. Vous trouverez, par exemple 144, et vous en conclurez qu'elle fait un déclanchement par dix minutes. Si vous avez remonté votre montre avant de vous coucher, et si, vous réveillant la nuit, vous voulez savoir l'heure, remontez la montre lentement, et, autant de fois vous entendrez cliquer, autant de fois il y a dix minutes que vous êtes au lit.

IX

MARCHE EN VILLE ET A LA CAMPAGNE

Il importe que l'aveugle ne perde pas l'habitude de circuler à pied, et il est agréable que la promenade ait lieu sans préoccupation de sa part et tout en causant avec son conducteur. A cet effet, il est préférable que l'aveugle passe son bras sous celui de son guide, ce qui lui permet d'être un peu plus en arrière. A chaque fois qu'il faut lever le pied, par exemple pour monter sur un trottoir, le conducteur lève brusquement son avant-bras d'une petite quantité : à ce signal, l'aveugle lève le pied pour ne pas buter, et, au besoin, il se sert d'une canne pour préciser la position de l'obstacle à franchir. Au contraire, pour signaler la descente, le guide serre son bras contre son corps, comme s'il voulait empêcher l'aveugle de tomber dans un trou.

Les différentes personnes avec qui l'aveugle a

occasion de sortir doivent adopter la manière de
faire qui vient d'être indiquée, car si chacun se
servait d'avertissements différents, l'aveugle serait
dérouté ; cela est tellement vrai qu'on a vu des
aveugles, habitués à être conduits toujours par le
même guide, se décider très difficilement à changer
de conducteur. Il y a donc une double indication
à suivre : pour l'entourage, homogénéité dans la
manière de faire de tous ; pour l'aveugle, résolu-
tion d'accepter de la part d'autres personnes une
manière de faire différente. Avec un guide inac-
coutumé, après lui avoir indiqué la manière de
s'y prendre, l'aveugle doit savoir se résigner si
ses indications ne sont pas suivies.

La plupart des aveugles aiment à prendre pour
conducteur un enfant, non seulement par économie, mais surtout parce qu'un très jeune compagnon est habitué à obéir. L'enfant, s'il a un bon
naturel, est fier de l'importance de son rôle, et
met tout son amour-propre à faire pour le mieux.
Il m'est infiniment agréable de me promener, à la
campagne, sous la conduite d'un de mes petits-
enfants, et je suis sûr, que celui qui a l'honneur de
guider son grand'père, y trouve du plaisir et peut-
être quelque profit moral.

En ville, je préfère le bras d'un vieux serviteur
qui a suffisamment de tact pour s'effacer à propos
quand il m'a mis en rapport avec les personnes à
qui j'ai affaire. Si, par exemple, un ami me rencontre et engage la conversation, mon guide

s'éloigne discrètement jusqu'à ce que l'entretien soit terminé.

L'une des indications que doivent suivre les personnes qui guident un aveugle est de ne pas chercher à dissimuler l'état de leur protégé. Autrefois les aveugles portaient une pancarte, et je me souviens d'avoir vu circuler dans les rues de Londres un homme précédé d'un caniche : cet intelligent animal maintenait toujours tendue la laisse attachée à une main de l'aveugle, tandis que l'autre main tenait un bâton avec lequel il frappait bruyamment à chaque pas le bas des façades des maisons, en criant d'une manière ininterrompue le mot : *Blind! Blind! Blind!* Tous les passants se détournaient, et mon homme parcourait ainsi les rues les plus populeuses de la Cité. La plupart des aveugles prennent le contre-pied d'un pareil système, et désirent que leur infirmité passe inaperçue. Cet amour-propre mal placé ne peut que nuire à leur sécurité, mais il demande à être respecté. J'en conclus que si, parfois, le guide trouve utile de prévenir les passants, il doit s'arranger de façon que l'aveugle ne s'en aperçoive pas.

Suivant l'exemple du Dr Sommer, je porte en permanence des lunettes noires, qui dissimulent le regard déplaisant résultant de la cécité et qui attirent très utilement l'attention des passants; et personne ne trouve mauvais que mon conducteur, soit par des signes, soit par des paroles, s'applique à me rendre partout le passage aussi facile que

possible, et, par exemple, dans le Métropolitain,
qu'il fasse lever à mon insu un voyageur pour me
faire asseoir.

A Paris, et probablement dans la plupart des
villes, les trottoirs ont une pente descendant vers
le ruisseau, pente moindre que la pente analogue
des chaussées, mais très perceptible pour l'aveugle.
Après un court apprentissage, cette pente le prévient de l'approche des traversées, s'il ne marche
pas trop vite. Pour reconnaître les moindres anfrac-
tuosités du chemin, il est préférable de porter des
chaussures dont les semelles ne sont pas trop
épaisses.

Pour savoir s'il y a de l'eau dans un ruisseau,
l'aveugle peut y agiter le bout de sa canne et percevoir d'après le bruit produit, si le ruisseau est à
sec ou non.

Ceux qui sont devenus aveugles jeunes font
usage d'autres indices, tels que la sonorité de leurs
pas. Ils utilisent peut-être aussi le sens des obstacles, dont il sera question au chapitre xxv
(page 146).

Un conducteur exercé mène son aveugle sans
encombre par les rues les plus fréquentées ; s'il
s'agit d'éviter une personne il hâte un peu le pas
en se tournant de profil, et l'aveugle, prévenu par
ce double mouvement, passe derrière son guide et
n'est pas frôlé par le passant inattentif. D'autres
fois, le conducteur, par un signe, fait comprendre
au passant de s'écarter sans que l'aveugle ait

conscience de ce manège. Au contraire de cette attention de tous les instants, dans les voies larges et peu fréquentées, nos deux compagnons peuvent cesser de se tenir par le bras et marcher côte à côte : le bruit des pas du guide, la conversation ou le moindre frôlement, suffisent à l'aveugle pour assurer sa direction.

C'est, en effet, une satisfaction pour lui de garder, dans ses mouvements, la plus grande indépendance possible. Il n'aime pas à être tiré ou poussé comme un objet inanimé, et c'est, sans doute, une des raisons pour lesquelles beaucoup d'aveugles répugnent à circuler avec une personne qui n'a pas l'habitude de les conduire.

Si, arrivé à destination, l'aveugle doit monter un escalier, le conducteur le lâche et lui pose la main sur la rampe ; en mettant la main bien en avant, l'aveugle possède un guide sûr qui le prévient de l'approche des paliers : c'est évident, mais pourquoi, comme beaucoup d'autres choses, cela n'a-t-il été indiqué nulle part ?

Pour se promener dans d'étroits sentiers, à travers champs et bois et surtout en montagne, tout en gardant un bâton dans la main, il est commode d'être relié au guide par un autre bâton, tenu horizontalement : après quelque pratique, ce bâton devient un moyen de communication assez sûr pour qu'on ait vu des aveugles, précédés d'un guide expérimenté, faire des ascensions longues et pénibles. Tous les goûts sont dans la nature !

4

On peut même citer des aveugles qui trouvent plaisir à monter à cheval. Il va sans dire qu'ils ne choisissent pas des coursiers fringants, et je ne connais que le Dr Armitage qui ait fait une chute grave, en cultivant ce sport.

Je doute qu'une personne devenue brusquement aveugle sur le tard ose jamais circuler seule, soit à la campagne soit en ville : il peut être cependant utile de signaler ce que les aveugles-nés sont capables de faire à cet égard. On a vu entre autres le Suisse Joseph Birrer exercer le métier de colporteur en allant de village en village ; récemment encore à Paris, un aveugle demeurant rue des Petits-Carreaux, dans le quartier populeux des Halles, faisait seul de longues promenades à pied ; il avait toujours sur lui des cigares et des bonbons qu'il offrait suivant les circonstances aux hommes ou aux enfants qui lui venaient en aide. Muni constamment d'une canne et d'un parapluie, il profitait de la moindre ondée pour ouvrir ce dernier, trouvant à son emploi un moyen très commode d'être prévenu du voisinage des maisons.

Les aveugles, soit à la campagne, soit en ville, circulent plus facilement seuls la nuit que le jour, car alors les bruits moins nombreux et moins confus leur sont d'un plus grand secours pour se guider. On m'en a cité un qui, dans ces circonstances, ne sort jamais sans lanterne, de peur d'être renversé par un cycliste.

En tous cas, l'aveugle, même inexpérimenté,

peut trouver une ressource dans l'emploi des voitures de place pour se faire ramener au besoin chez lui ou chez des amis : il me paraît imprudent de se confier à un cocher inconnu sans avoir fait noter ostensiblement son numéro par une tierce personne.

Les personnes qui perdent graduellement la vue, ont le plus grand intérêt à continuer de circuler sans guide, malgré les alarmes de leur famille : elles apprennent ainsi, peu à peu, à substituer aux renseignements fournis par la vue, ceux dont il a été question dans tout ce chapitre. A mesure que leur cécité augmentera, elles devront restreindre l'étendue de leurs courses. Au contraire, ceux qui deviennent brusquement aveugles et qui voudront sortir seuls, dans la mesure du possible, commenceront par de toutes petites promenades aux abords de leur habitation, en se faisant surveiller jusqu'à ce qu'elles aient acquis une sécurité suffisante.

Dans cet ordre d'idées, je m'exerce actuellement à traverser le boulevard sur lequel je demeure, pour pouvoir, la nuit, quand je me couche le dernier, aller mettre moi-même, à la poste, une lettre pressée.

X

TRICYCLE TANDEM

Lorsque j'eus perdu la vue, l'une de mes premières préoccupations fut de trouver un exercice physique assez énergique pour répondre aux exigences de mon tempérament, qui s'est toujours très mal trouvé d'une existence sédentaire. Bicycliste passable, j'eus d'abord l'idée de circuler sur un *bicycle-tandem*. Cela eût été assez facile, à condition d'avoir toujours à ma disposition un cycliste expérimenté, ce qui est d'une réalisation presque impossible. J'allai donc consulter M. Pierre Giffard, le distingué directeur du journal *Le Vélo*, et après avoir éliminé le *tandem*, nous écartâmes aussi le *sociable*, où les deux personnes sont l'une à côté de l'autre, pour adopter le *tricycle-tandem*.

Après avoir circulé quelques semaines sur un pareil tricycle, j'écrivis à M. Giffard une lettre qu'il publia dans *Le Vélo*, et dont voici les principaux passages :

Plus encore que les voyants, les aveugles ont besoin d'exercice, car, toute la journée, sans s'en rendre compte, l'homme le plus sédentaire fait de petits mouvements; il se lève pour chercher quelque chose, tourne la tête pour regarder un interlocuteur, se baisse pour ramasser un objet tombé, etc. Tandis que l'aveugle, alors même qu'il sait s'occuper, reste dans une immobilité relative.

Faites de la gymnastique de chambre, me dit-on. — C'est facile à conseiller, mais assommant à faire. Essayez donc, seul et les yeux fermés, de faire des haltères! Vous m'en direz des nouvelles! Après cinq minutes, votre patience sera à bout et vous n'aurez guère dépensé de calories, ce qui est le but de l'exercice corporel. Pour dépenser des calories, il faut faire contracter de grandes masses musculaires. C'est pour cette raison que les meilleurs sports sont ceux qui mettent surtout en mouvement les muscles moteurs des cuisses et des jambes; j'en atteste les savantes études de mon confrère Lucas-Championnière.

Pour l'aveugle, la promenade à tricycle est préférable à la promenade à pied, car, pour peu qu'il ait confiance dans son conducteur, l'aveugle qui, bien entendu, occupe la seconde place du tricycle, fait de l'exercice sans aucune préoccupation, tandis que, lors de la promenade à pied, il faut quelque attention pour monter ou descendre des trottoirs. A la traversée des rues il faut hâter, ralentir ou s'arrêter d'après les indications du guide. Avec le tricycle-tandem, rien de pareil. On se conforme presque automatiquement à l'accélération ou au ralentissement des pédales de l'homme de devant. Si un arrêt brusque est utile, le conducteur donne un coup de corne en même temps

4.

qu'il contre-pédale ou serre le frein; l'aveugle n'hésite pas à contre-pédaler aussitôt, et, grâce à la stabilité du tricycle, l'arrêt sur place, si facilement obtenu, permet de circuler sans danger dans les rues les plus fréquentées.

Votre conseil m'a donc fait adopter, pour les courses que je peux avoir à faire, même en ville, un moyen de transport à la fois hygiénique, économique et rapide.

Notez qu'on se salit bien moins qu'à bicyclette, car il suffit d'un garde-boue pour la roue d'avant.

L'exercice en plein air m'étant très favorable, j'ai choisi un itinéraire assez propre pour pouvoir circuler même quand il y a un peu de boue.

Si l'adoption d'un itinéraire invariable est peu récréative pour mon conducteur, j'y trouve l'agrément de pouvoir, si j'y porte mon attention, savoir à chaque instant où je suis. Je sens parfaitement la courbe qui me fait contourner le bassin de la place François 1er, la descente depuis cette place jusqu'à l'avenue Montaigne. Le bruit des voitures m'annonce la traversée de la rue Pierre-Charron. Je sens, par la différence de roulement sur la chaussée, le moment où nous passons dans l'avenue de l'Alma, etc.

Si vous voulez plus de détails, venez les prendre : je vous offre la première place sur mon tricycle pour aller ensemble déjeuner un de ces dimanches à la campagne; en route, nous causerons de tout cela. Mais j'y fais une réserve : les premiers kilomètres seront faits en silence, car vous êtes trop habitué aux deux roues pour réussir du premier coup à guider sans encombre un tricycle; gare au coup d'essai! Montés sur un tricycle, les plus malins bicyclistes commencent par aller droit dans le ruisseau.

Dr J...

Après bientôt trois ans de pratique, je puis dire

que le tricycle a rendu plus que je n'espérais. Dans
les premiers temps, il m'était extrêmement désagréable de me trouver ainsi livré à un guide dans
les parties les plus fréquentées et les plus bruyantes
de la ville; il m'a fallu de l'énergie pour faire disparaître cette appréhension pénible, en me disant
qu'après tout on est encore plus en danger dans un
fiacre, qui peut être attelé d'un cheval vicieux ou
conduit par un cocher ivre. Je me suis habitué
également au mouvement de roulis que subit constamment le tricycle, pour peu que les inégalités de
la route fassent monter ou descendre l'une des
roues latérales.

Outre ce mouvement de roulis, le tricycle présente d'autres défauts. Le principal est qu'il est
difficile d'appliquer un frein au train de derrière.
Si on le fait agir sur les roues, son action est iné-
gale et, à cause du différentiel, on ne peut l'appliquer sur l'axe. On doit donc redouter par dessus
tout une rupture de chaîne se produisant pendant
une descente rapide. Il faut se résigner à descendre
les côtes assez lentement pour qu'en cas de rupture
de chaîne, l'arrêt puisse être obtenu par l'homme
d'avant, soit au moyen du frein, soit, ce qui est
plus sûr, en freinant avec le pied.

Un autre inconvénient du tricycle, c'est que les
pannes sont plus fréquentes qu'avec la bicyclette :
comme les roues suivent trois trajectoires différentes, on a trois fois plus de chances de rencontrer
un clou.

Ma première machine, achetée d'occasion, était
à roues inégales ; la roue de devant avait un dia-
mètre très supérieur à celui des roues d'arrière.
J'ignore si cette disposition présente un avantage :
c'est probable, puisque je l'ai rencontrée dans le
seul autre tricycle-tandem que j'aie eu l'occasion
d'examiner. Mais il est certain, d'autre part, qu'il
est avantageux, pour les réparations, que les trois
roues soient identiques, car il suffit alors, si l'on
se met en route pour une destination éloignée,
d'emporter une seule chambre à air de rechange.

Je me sers actuellement d'une machine construite par la compagnie « la Française », et qui
remplit les conditions suivantes : machine aussi
courte que possible (2ᵐ10), cadre très robuste et à
double barre de 0ᵐ35 de hauteur, roues très fortes,
jantes acier de 0ᵐ63, pneus à talons de 0ᵐ42,
chambre à air continue, frein sur la roue d'avant
commandé par un levier ordinaire. La machine
pèse 32 kilogrammes. Les manivelles sont forte-
ment contre-coudées, ce qui écarte les pieds du
trajet de la boue, et ne présente pas les mêmes
inconvénients pour un tricycle que pour une bicyclette.

La machine dont je fais un usage quotidien, et
qui me donne toute satisfaction, développe exactement 5 mètres. C'est peu, mais il n'est pas désirable de pouvoir aller très vite. Pour savoir le
chemin parcouru, il suffit de compter de deux en
deux les coups de pédale donnés par l'un des pieds,

et de multiplier par 10. Il est intéressant, au bas d'une côte, de demander au conducteur d'en apprécier la longueur, de manière à savoir, à chaque instant, si l'effort occasionné par la montée devra être longtemps continué, et comme le développement de 5 mètres permet de contrôler aisément ces estimations, le conducteur arrive bientôt à les faire assez exactes.

L'écartement des roues d'arrière est tel, que la machine puisse passer par une porte d'une largeur de 0^m,80; ce qui, en ville, dispense de faire ouvrir les portes cochères. A la campagne, je préfère, pour subir moins d'oscillations, me servir de mon ancienne machine, où l'écartement des roues est de 0^m,25 plus fort que dans l'autre.

Rien n'empêche d'avoir un cadre de dame pour l'une ou l'autre place, suivant que l'aveugle ou le conducteur sont de l'un ou l'autre sexe.

Il peut arriver, si la machine est trop faible, que le cadre vienne à être faussé. Dans ce cas, la machine a une tendance à dévier à droite ou à gauche. Pour peu que ce défaut apparaisse, il ne faut pas tarder à le faire réparer; sinon, le cadre se fausse de plus en plus et, au moment le plus imprévu, la roue de devant se tord en huit de chiffre, accident qui peut être dangereux, étant donné que l'aveugle manque forcément de toute décision dans les cas fortuits.

L'idée de faire pédaler les aveugles n'est pas nouvelle. Elle a été mise en pratique, notamment à Norwood, où il existe une sorte de train à douze places dont la première et la dernière seulement sont occupées par des voyants.

J'apprends également qu'il existe en France au moins trois aveugles qui font usage du tricycle-tandem depuis quelque temps, l'un près de Saint-Nazaire, l'autre à Melun, le troisième à Brienne-le-Château.

XI

VOYAGES

Beaucoup d'aveugles ont la passion des voyages, soit pour rencontrer des hommes dont la conversation les intéresse, soit même pour jouir des bruits de la nature : témoin le récit d'une promenade en montagne par Guilbeau.

D'autres voyagent pour gagner leur vie, soit en donnant des concerts, soit en allant accorder des pianos à domicile, dans un rayon parfois étendu. On peut lire dans le petit livre de Nægeli[1] les aventures du colporteur aveugle J. Birrer, qui, par tous les temps, allait seul de village en village offrir sa marchandise. A chaque congrès international de typhlophiles, on voit des aveugles qui sont venus seuls des différents points de l'Europe. Souvent

1. Nægeli. *Sonderbare Errinerungen und merkwürdige Lebensfahrten des Jacob Birrer*. Lucerne, 1840.

l'aveugle se fait conduire par un fiacre à la gare de départ, où il se met avec ses bagages entre les mains d'un facteur. J'en connais un qui, s'il doit s'arrêter dans une ville inconnue, se fait précéder par une lettre adressée au chef de gare, par laquelle il annonce l'heure de son arrivée, et demande à être attendu sur le quai par un homme d'équipe chargé de le conduire à l'omnibus de l'hôtel où il veut descendre.

En cours de route, il paraît imprudent de recourir aux bons offices de voyageurs, à moins que ceux-ci, ainsi que cela arrive assez fréquemment, surtout lorsqu'on voyage en troisième classe, ne s'offrent spontanément. Le seul service qu'on doive leur demander est d'être mis par eux entre les mains d'un homme d'équipe, qui, pour une pièce blanche, fera généralement preuve de toute la complaisance nécessaire. C'est en procédant ainsi que M. Hauptvogel est venu de Leipzig à Paris par les trains omnibus, sans manquer aucun changement de voiture aux bifurcations, ce qui est la principale difficulté.

Il existe quelques hôtels habitués à la clientèle des aveugles : par exemple à Paris la maison meublée, 4, rue Bertrand, tout près de l'Institution, et à Londres la pension de famille de Miss Blott, 30, Saint-Charle's square, Northkensington **W**.

Quand l'aveugle arrive dans un hôtel quelconque, il fait bien de saisir un prétexte pour donner dès le début des pourboires assez larges à ceux des do-

mestiques dont il aura besoin : c'est en procédant
ainsi qu'à table d'hôte il ne manquera de rien,
sans être à la merci de ses voisins de hasard.

Je connais un aveugle, voyageur passionné, qui
tient à paraître le moins maladroit possible : pour
arriver à ce but, il a fait nombre de remarques
ingénieuses. Par exemple il sait que, pour monter
dans une voiture de campagne, quand il y a deux
marche-pieds à employer successivement, il faut,
si l'on est à la gauche de la voiture, commencer
par mettre le pied droit sur le marche-pied le plus
bas : si l'on part du pied gauche on est perdu.

Je ne me fais pas d'illusion sur l'utilité de ce
chapitre, car je n'ai pu découvrir encore que peu
d'exemples d'aveugles ayant perdu la vue tardivement, et qui aient eu le courage de voyager seuls,
malgré les appréhensions de leurs proches. M. Sommer, de Bergedorf près Hambourg, déjà cité, m'écrit
ce qui suit :

Je suis d'avis que des voyages, entrepris sans guide,
contribuent puissamment à fortifier la confiance de
l'aveugle en lui-même et à le rendre indépendant. J'ai
fait seul les voyages suivants : de Hambourg à Harwich,
par paquebot à vapeur anglais. Pour un pourboire, le
steward eut la complaisance de me venir en aide. A
Harwich, il m'accompagna, ainsi que mon bagage, jusqu'au train qui m'amena à Londres. A Londres, j'étais
attendu par une dame à qui j'avais envoyé ma photo-
graphie pour qu'elle pût me reconnaître.

Pendant mon séjour à Londres, j'employais comme
guide, un gamin de douze ans. Je préfère des enfants

de cet âge, que je trouve très utilisables quand ils sont honnêtes et dressés à être exacts..... Je m'occupais moi-même de mon linge, du rangement de mes habits et de mes autres affaires, je déballais et j'emballais moi-même mes paquets à l'arrivée et au départ. Je n'utilisais d'autres personnes que pour la lecture; ma correspondance m'arrivait en Braille, et je répondais en dactylographie...

Après un séjour d'un mois, je partis pour Southampton; un employé du chemin de fer se chargea de me conduire, avec mon bagage, à bord du vapeur, où je me confiai au steward. Après une traversée de douze heures, j'arrivai au Havre. Le monsieur qui devait venir me chercher n'était pas sur le quai. Je passai donc la visite de la douane et me fis conduire en voiture à la pension que je m'étais assurée par une annonce dans un journal...

Après un séjour de six mois, je m'embarquai pour Hambourg. C'était en décembre. Le paquebot était allemand, la mer mauvaise. Comme, avant de perdre la vue, j'avais fait le voyage de l'Amérique du Sud sur un navire pareil, de la même Compagnie, il me fut possible de me reconnaître sans guide et je n'eus recours au steward que pour me couper la nourriture. Par suite de l'orage, nous perdîmes, en route, une aile de l'hélice, ce qui allongea encore le voyage et nous fit arriver en retard à Hambourg, où personne ne se trouvait pour m'attendre. Le vapeur ne vint pas à quai et resta au milieu de l'Elbe. Tout le personnel, y compris le médecin, quitta le bateau dès que cela fut possible. Je restai seul. Il était environ 8 heures du soir, par un froid de plus de 12 degrés centigrades. Il me fallut prendre un ouvrier inconnu pour me conduire à terre, et pour passer la visite en douane de mes nombreux bagages. Nous descendîmes ensemble, lui portant mes bagages dans un canot à vapeur qui nous conduisit à

la douane. Après la visite, je pris une voiture où je fis
charger mes bagages et à qui je donnai l'adresse du
logement que j'avais loué. Malheureusement, on
m'avait donné un numéro inexact, ce qui me mit
dans la nécessité de chercher le logement dans la rue
indiquée, ce à quoi je finis par réussir.

Si de pareilles aventures sont désagréables sur le
moment, on trouve plaisir, plus tard, à s'en être tiré
seul; elles concourent à fortifier la confiance en soi,
qu'on acquiert mieux par le voyage qu'autrement.

Tout à fait dans le même ordre d'idées, mon
ami Monnier, de Genève, m'écrit qu'il voyage de
temps à autre seul, sans y être obligé et bien qu'il
préfère être accompagné : il acquiert ainsi de la
sécurité pour le cas où des compagnons de voyage
viendraient à l'abandonner.

XII

RELATIONS EXTÉRIEURES

Il est difficile à l'aveugle de se procurer de nouvelles relations; et, de plus, les relations avec des personnes qu'on n'a jamais vues comportent difficilement un véritable degré d'intimité, à moins que, chose rare, il se trouve dans l'entourage de l'aveugle quelqu'un d'assez observateur et d'assez descriptif pour lui procurer, pour ainsi dire, l'image d'un nouveau venu.

L'aveugle a donc le plus grand intérêt à entretenir ses anciennes relations : toute interruption est fâcheuse. C'est ainsi que je ne retourne pas dans les sociétés que j'avais fréquentées autrefois assidûment pendant de longues années, telles que la *Société de physique*, la *Société de biologie*, etc., car le personnel de ces sociétés s'est plus ou moins renouvelé; tandis que je continue à suivre les séances de l'Académie de médecine, auxquelles

j'assistais assez régulièrement jusqu'à mon malheur. En effet l'aveugle est réduit à la conversation
de ceux qui viennent à lui, et dans une réunion
d'hommes qui ne lui portent pas un intérêt tout
particulier, il reste isolé, bien plus tristement que
dans le coin le plus sombre de sa demeure.

Il ne faut pas croire que l'on s'empresse autour
de l'aveugle : on le fuit, comme inutile. Combien
de fois mon conducteur ne m'a-t-il pas signalé,
passant à côté de moi sans me serrer la main, des
amis d'hier avec qui je n'avais jamais eu que
d'agréables relations ! Chacun a ses affaires et passe
son chemin sans mot dire. S'il prend contact avec
l'aveugle, il craint de ne pouvoir se décrocher facilement : cela est surtout vrai pour les innombrables personnes avec qui on se contentait de
n'échanger que peu de mots. Celles-là deviennent
totalement inexistantes pour l'aveugle.

Si l'on agit ainsi envers nous, c'est souvent par
notre faute. En effet, quand, dans une réunion
quelque peu nombreuse, une personne entre en conversation avec nous, il nous arrive de nous cram-
ponner à cette bonne aubaine : c'est une grosse ma-
ladresse ; notre interlocuteur, empêché de circuler
de l'un à l'autre des assistants, ne s'y laisse pas
prendre une seconde fois, et, à la rencontre suivante, il évite de nous aborder. J'ai appris, à mes
dépens, que, dans ces conditions, notre intérêt
nous commande de prendre les devants et de déli-
vrer celui qui a bien voulu nous aborder en le

priant de nous mettre en rapport avec quelqu'un d'autre, ce qu'il fait avec plaisir.

Quelques personnes, en parlant à l'aveugle, s'imaginent qu'elles renouvellent sa peine en parlant de choses *vues*. Bien au contraire, rien n'est plus agréable, lorsque la vue manque, que d'être renseigné par les yeux d'autrui sur les faits visibles, même les plus insignifiants.

Il arrive aussi que, par une discrétion mal comprise, ou par timidité, on hésite à entrer en conversation avec nous. On craint de nous importuner, et surtout de ne savoir comment entamer ou poursuivre la conversation. On s'abstient à la première rencontre, et on continue indéfiniment de s'abstenir, parce qu'on ne se rend pas assez compte qu'il n'y a qu'à parler à l'aveugle comme si de rien n'était.

Dans la rencontre avec l'aveugle, de menus détails affectent désagréablement l'esprit. On peut être péniblement impressionné quand il ne saisit pas la main qu'on lui tend, ou si au premier mot qu'on lui adresse amicalement il répond : « Qui est-ce qui parle? »

C'est pour toutes ces raisons que la plupart des aveugles sont amenés à se cantonner chez eux, bornant leurs relations à la famille et au petit nombre de vrais amis qui continuent à venir les voir. C'est beaucoup, c'est immense pour le cœur, mais c'est monotone pour l'esprit.

Le devoir de ceux qui entourent l'aveugle est de

le conduire en société, de lui dire, autant que possible, quelles sont les personnes présentes pour lui permettre un peu d'initiative, et d'amener auprès de lui celles qui n'y viendraient pas spontanément, ne se rendant pas compte de la grande joie que leur petit effort peut apporter à l'homme isolé dans sa nuit.

Ce qui rend plus particulièrement pénible la situation de l'aveugle dans le monde, c'est qu'il ignore quand son interlocuteur s'en va. S'il est accompagné en permanence, son conducteur le prévient ; mais c'est, pour ce compagnon, une dure servitude. Dans un salon une personne qui a parlé à un aveugle et qui a eu, chose rare, le soin de se nommer au début de l'entretien, n'a jamais l'idée de se nommer à nouveau si elle revient après une courte interruption. Quand je le puis, je tâche de prendre place sur un canapé, ce qui me permet de saisir très légèrement entre deux doigts, bien inostensiblement, un pli du vêtement de la personne avec qui je cause et qui ne peut alors partir à mon insu.

Il n'est pas donné à chacun d'avoir une compagne fidèle qui sait, sans affectation, et comme s'adressant à eux en leur disant bonjour, lui faire entendre le nom de ceux qui viennent à lui, qui sait faire dans la conversation les raccords nécessaires pour lui éviter de s'adresser à une personne qui vient de sortir, ou de la prendre à témoin ; qui ait le tenir au courant des mouvements des assistants pour lui éviter cette chose odieuse : parler dans le vide.

Tout bien pesé, à moins d'être accompagné d'une personne qui fait absolument abnégation d'elle-même, l'aveugle doit éviter d'aller dans une société nombreuse.

XIII

LECTURE A HAUTE VOIX

Se faire lire à haute voix restera toujours une des plus grandes ressources de l'aveugle, mais combien inférieure à la lecture personnelle!

Quant aux œuvres littéraires, avec un bon lecteur on peut en jouir assez pleinement. Mais la lecture du journal! Il faut une heure et demie ou deux heures pour lire à haute voix un journal de la dimension la plus modérée. Qu'on en fasse l'expérience en notant le temps que dure la lecture complète à haute voix d'une page de journal. C'est à ne pas y croire! En effet, l'homme tant soit peu lettré parcourt le journal et n'en lit pas réellement le quart; et ce qu'il lit, il le dévore du regard avec une rapidité que nulle parole humaine ne saurait atteindre.

Qu'on fasse l'expérience : on sera surpris de la différence de vitesse au profit de la lecture men-

5.

tale. Suivre la lecture d'un journal d'un bout à l'autre, c'est tout au plus acceptable pour les malheureux pensionnaires des Quinze-Vingts qui, assis comme dans une classe, écoutent en commun la lecture d'une feuille (actuellement le *Rappel*), qu'ils choisissent par un plébiscite annuel.

L'idéal serait qu'une personne connaissant les goûts et les relations de l'aveugle — notez ce dernier point — lisant le journal pour elle-même, y marquât les faits et les fragments d'articles qui peuvent l'intéresser; et encore la personne qui lui lira les passages marqués ne pourra-t-elle jamais remplacer la lecture par les yeux, laquelle change constamment d'allure, accélérant à fond de train par-ci, et ralentissant par-là, suivant qu'une phrase mérite ou non de fixer l'attention.

Si, avec beaucoup de bonne volonté et d'intelligence, l'entourage de l'aveugle peut lui faire connaître le contenu du journal, il n'en va pas de même des recueils spéciaux, surtout de ceux qui paraissent dans des langues étrangères. J'ai à peu près renoncé au plaisir de suivre les progrès de l'ophtalmologie, car il faudrait des journées entières pour me faire lire ce que je parcourais en quelques minutes par jour dans nos revues spéciales.

Si je préfère, comme lecteur, une personne à gages plutôt qu'un ami ou un parent, c'est parceque je trouve agréable de pouvoir, avec un manque d'égards complet, fairepasser des alinéas, des paragraphes ou des chapitres et faire répéter les passages importants. Mais il faut que le lecteur à gages soit assez honnête pour ne pas se permettre, — et cela s'est vu — de passer sans prévenir des pages entières d'un volume qui l'ennuie.

Une personne qui se sent sur un pied d'égalité avec nous tolère difficilement que nous prenions des notes au cours de la lecture, soit en écriture ordinaire, soit en écriture Braille. Elle s'impatiente si nous l'arrêtons à cet effet, et, si nous la laissons continuer pendant que nous écrivons, elle se plaint de notre inattention. Faire la lecture à un aveugle n'est pas un agrément.

Je me suis fait lire à haute voix, par ma première lectrice, l'*Art de la Lecture* de Legouvé, mais à peine fut-elle pénétrée des principes du maître, dont le plus important est de s'arrêter longuement aux signes de ponctuation, qu'il m'a fallu la remplacer. Je n'ai pas eu le courage de recommencer une éducation aussi laborieuse, et je me contente d'une personne qui lit médiocrement.

Sauf de très rares exceptions, personne ne respecte suffisamment la ponctuation en lisant à haute voix. Il vaut amplement la peine de faire, à cet égard, l'éducation d'un lecteur qu'on a chance de garder longtemps. Pendant les premières séances, il faut exiger impitoyablement qu'il soit fait, après chaque phrase, un arrêt prolongé : c'est pour le lecteur, un repos utile. Pour l'auditeur, c'est la possibilité de retenir plus ou moins ce qu'il vient

d'entendre. Si le lecteur ne s'arrête pas longuement à chaque point, la phrase suivante efface,
pour ainsi dire, la précédente de notre mémoire.
De plus, les arrêts sont inconsciemment utilisés
par le lecteur pour lire mentalement la suite, d'où
il résulte qu'il donne une bien meilleure intona-
tion.

Il est important aussi, et c'est assez difficile,
d'obliger le lecteur à faire connaître, dans la mesure du nécessaire, les variations typographiques
telles que les guillemets, les parenthèses, le changement de caractères, etc. S'il s'agit d'une lettre le
lecteur doit commencer par dire la signature; s'il
s'agit d'une note il doit dire : « commencement
d'une note » et « fin de la note ».

Un lecteur inexpérimenté va jusqu'à passer sous
silence les titres de chapitres ou les numéros de
paragraphes.

On peut trouver grand plaisir à se faire faire la
lecture tout en se promenant de long en large dans
un jardin ; on trouve satisfaction à réunir ainsi
une jouissance de l'esprit et un desideratum de
l'hygiène. Marchant à côté du lecteur et guidé par
le son permanent de sa voix, il est agréable de circuler ainsi librement. Pauvre lecteur !

Je connais des aveugles qui font venir à des
heures déterminées une personne qui leur sert à la
fois de lecteur et de secrétaire. Je les admire,
n'ayant pu me résoudre à être ainsi l'esclave
d'heures convenues d'avance ; je préfère, de beau-

coup, employer au moment qu'il me plaît une personne occupée à d'autres travaux, et qui retourne,
par exemple, à son aiguille s'il me survient un visiteur.

Pendant les vacances, je me suis fait lire des
pièces de théâtre par mes nombreux petits-enfants
en leur distribuant les rôles. Par émulation, ils se
sont perfectionnés ainsi dans l'art si utile de la
lecture à haute voix, et je pense que, plus tard, ils
garderont bon souvenir du plaisir qu'ils auront
fait à leur grand-père. Cette sorte de théâtre dans
un fauteuil m'a procuré une récréation de choix.

XIV

ÉCRITURE A LA MAIN

La question de l'écriture se présente, pour celu
qui devient aveugle, sous un aspect tout autre que
pour l'aveugle de naissance. Pour ce dernier, il est
presque impossible d'apprendre l'écriture usuelle,
tandis que, pour qui a beaucoup écrit, il n'est pas
malaisé de continuer malgré la privation de la vue.
Si donc l'écriture en points, imaginée il y a bientôt
un siècle par le capitaine Barbier, et dont Braille
fut l'Améric Vespuce, est à peu près seule employée
dans les institutions d'aveugles, elle me paraît ne
devoir occuper qu'une place secondaire parmi les
moyens dont dispose, pour inscrire sa pensée,
l'homme qui a perdu la vue à un âge relativement
avancé.

Chacun peut s'en assurer : rien n'est plus facile
que d'écrire quelques mots sans voir. La difficulté
commence quand il s'agit d'écrire plusieurs lignes
en évitant de les enchevêtrer.

Un artifice assez connu consiste à plier d'abord le papier en paravent, c'est-à-dire que l'on fait un premier pli, à environ un centimètre du bord du papier ; sans défaire ce pli, on en fait un second, en sens inverse, environ un |centimètre plus bas, et ainsi de suite, si bien que, finalement, la feuille est pliée en un paquet. On écrit la première ligne sur le dessus de ce paquet, qu'on déplie à mesure qu'on a écrit sur les bandes successives dont il est composé.

L'expédient du papier plié en paravent n'est pas commode quand on a beaucoup à écrire ; aussi, un grand nombre d'inventeurs ont-ils combiné des planchettes scotographiques plus ou moins commodes. J'en ai fait construire une qui me donne pleine satisfaction et qui m'a servi, entre autres, pour écrire le présent volume. Elle a été décrite avec figures à l'appui dans le journal *La Nature*[1], elle se trouve en France chez Giroux, 19, rue de l'Odéon, à Paris. L'objet n'étant pas breveté se fabrique aussi à l'étranger. Cette planchette, un peu encombrante, dispense de l'usage d'une table : pour l'employer, il faut s'asseoir de préférence sur une chaise basse et la poser sur le genou droit.

Voici en quels termes j'ai présenté ma planchette à l'*Académie de Médecine*, le 23 avril 1901 :

L'année dernière, venant de perdre la vue, je voulus me procurer un appareil qui me permît d'écrire comme

1. Numéro du 18 mai 1901.

par le passé. Parmi les nombreux systèmes parvenus à
ma connaissance, et dont j'expérimentai plusieurs,
aucun ne me donnait sa-
tisfaction, car aucun ne
laisse à la main et aux
doigts la pleine liberté
de leurs mouvements. Le
guidage, quel qu'il soit,
est un continuel obstacle
qui ralentit ou déforme
l'écriture, et qui est une
cause de préoccupation
empiétant sur la liberté
d'esprit de l'écrivain.

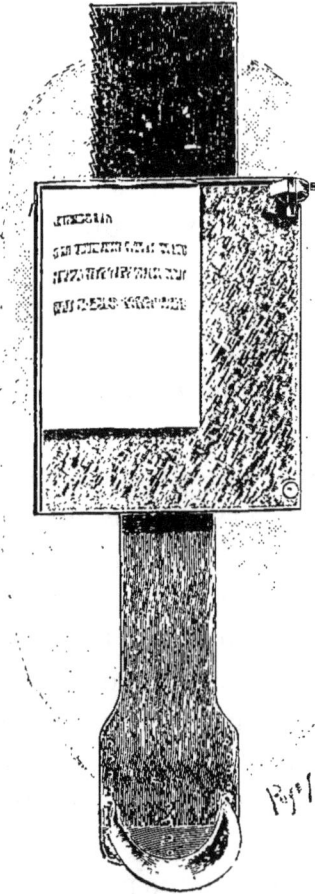

Je fis alors construire
la *planchette scotographi-
que* que je fais fonction-
ner sous vos yeux, et
qui est fondée sur les
principes de physiologie
de l'écriture que j'ai exposés ailleurs[1]. La pièce
caractéristique de ce pe-
tit appareil est une sorte
de talon où vient se loger
le coude de l'écrivain.
Pivotant dans un plan
horizontal, l'avant-bras
fait décrire à la pointe de
la plume un arc de cer-
cle de grand rayon, et
cet arc de cercle donne la forme générale de la ligne
d'écriture. Si la largeur du papier est modérée, les

Fig. 1

1. Le mécanisme de l'écriture. *Revue scientifique*, 21 mai
1881, t. XXVII, p. 647.
Sur l'écriture. *Société de biologie*, 24 novembre 1883 (dis-

lignes ainsi tracées se présentent avec une courbure très faible et d'autant moins choquante qu'on rencontre une courbure pareille dans bon nombre d'écritures.

Un second organe de mon instrument est une crémaillère qui sert à remonter le papier d'un centimètre, chaque fois que l'écrivain passe d'une ligne à la suivante.

Enfin, vous voyez que je fais usage d'une de ces plumes à réservoir, si commodes, qui nous viennent d'Amérique. Il me paraît bien mieux d'écrire à l'encre qu'au crayon, car il est fort difficile à l'aveugle de se rendre compte de l'état de la pointe du crayon, afin de le tourner entre ses doigts pour éviter la formation d'un méplat, qui élargit à son insu les traits et peut rendre l'écriture indéchiffrable.

Mais il peut se faire qu'au début la plume ne marque pas et il m'est arrivé, résultat navrant, après avoir cru écrire une page, de n'avoir devant moi que du papier blanc.

Pour éviter cet inconvénient, je me sers d'une bande étroite de papier non collé, analogue au papier des copies de lettres. Pour savoir si ma plume marque, il me suffit de tracer un trait en travers de la bandelette. Si l'encre a coulé elle a humecté le papier, ce qui a diminué la résistance à la rupture. Je répète, sans crainte de me tromper, l'expérience devant vous; vous voyez que le papier s'est rompu sous un très faible effort, et j'en conclus que la plume a fonctionné.

Si vous voulez vous rendre compte de l'utilité de ma planchette, vous n'avez qu'à jeter un coup d'œil sur le manuscrit de la présente communication. Dans ma

tinction entre les mouvements isochrones du poignet et les mouvements des doigts).

Essai sur la physiologie de l'écriture. brochure de 32 pages. Alcide Picard et Kaan.

crainte de ne pas être lisible, j'écris un peu plus lentement qu'autrefois et, si j'en crois mes amis, le résultat
est réellement acceptable.

Quand j'ai à écrire une lettre hors de chez moi,
je procède par un système analogue à celui qui est
réalisé dans ma planchette. Je pose, sur la table,
mon coude droit, assez près du bord et avec l'intention bien arrêtée de ne pas le déplacer pendant que
j'écrirai. D'autre part, je pose le papier de telle
façon que son bord gauche coïncide exactement
avec le bord de la table. Toutes les fois que j'ai
écrit une ligne, je fais glisser le papier le long du
bord de la table, de manière à l'éloigner du point
fixe occupé par le coude. Avec un peu d'adresse, la
main gauche arrive à déplacer chaque fois le papier d'une quantité à peu près constante. Pour y
parvenir, on peut, par exemple, maintenir le papier au moyen des quatre premiers doigts, le petit
doigt occupant l'angle formé par le haut du papier
et le bord de la table. Après chaque ligne, la manœuvre consiste à avancer le petit doigt d'un centimètre environ, puis, à l'aide des quatre autres, à

faire remonter la feuille jusqu'à ce qu'elle vienne buter contre le petit doigt. Il va sans dire qu'en procédant ainsi, les lignes sont moins régulièrement espacées qu'avec le secours de la planchette, et que la manœuvre exige un peu plus d'adresse.

Si l'on veut écrire au crayon, employer de préférence le crayon « Koh-i-Noor » qui marque bien noir tout en étant très dur. Il porte l'indication *British graphite drawing pencil, compressed lead. Made by L. et C. Hardtmuth in Austria.*

XV

MACHINE A ÉCRIRE ET PHONOGRAPHE

Aux aveugles qui avant de perdre la vue avaient une mauvaise écriture, on ne saurait trop, recommander l'usage d'une machine à écrire. Ce conseil est d'autant meilleur à suivre que l'aveugle est plus jeune, car alors la durée d'apprentissage de la dactylographie est plus courte, et la probabilité d'en tirer profit pendant de longues années est plus grande.

Au lieu de mettre les lettres de Braille sur les touches, il est préférable d'apprendre le clavier par cœur et l'aveugle peut s'aider à cet effet d'un papier sur lequel il a copié en Braille l'ordre des signes de son clavier.

Il m'est arrivé plus d'une fois d'engager des clients menacés de cécité à se familiariser avec la pratique de la machine à écrire. Cet avis était d'autant mieux accepté qu'il s'adressait le plus souvent à des personnes qui, ne voyant plus assez pour distinguer leur propre écriture, étaient encore en état de voir les grosses lettres figurées sur les touches de la machine. Le conseil ne me paraît pas bon à donner à des personnes âgées, car si, à tout âge, on peut apprendre la dactylographie, cela ne veut pas dire qu'on parvienne rapidement à en faire un acte aussi inconscient et aussi automatique que l'écriture. Or, tant que cet automatisme n'est pas obtenu, la dactylographie est d'une médiocre utilité pour l'aveugle, car il ne peut pas, comme le voyant, s'en servir pour écrire d'après un brouillon. Il ne peut pas faire de ratures, si bien qu'il est obligé de construire chaque phrase en entier avant de commencer à l'écrire.

A Montpellier, un aveugle employé au *Petit Méridional* reçoit les nouvelles téléphonées et les écrit à la machine : ses feuillets sont remis aux typographes.

On a construit des machines livrant des feuillets lisibles à la fois pour le clair-voyant et pour l'aveugle : jusqu'ici ces machines sont imparfaites. Si son correspondant faisait usage d'une machine de ce genre, l'aveugle pourrait lire sans témoins une lettre qui lui serait adressée par une personne qui lui écrirait en Braille sans le savoir elle-même.

Pour l'aveugle, comme pour le voyant, le moyen le plus rapide d'inscrire la pensée, est le phonographe. Les inconvénients de cet appareil sont : d'abord sa dimension qui ne permet guère de l'employer hors de chez soi, ensuite la faible durée de travail des rouleaux (dans les modèles courants, un rouleau ne dure pas tout à fait trois minutes), enfin le prix, déjà considérable pour un instrument ordinaire, et qui devient excessif si l'on veut un modèle spécial où le même rouleau puisse servir pendant une demi-heure.

Dans bien des maisons de commerce américaines le patron dicte son courrier au phonographe, dont les rouleaux, ainsi impressionnés, sont ensuite distribués aux dactylographes. Rien n'empêche un homme d'affaires ou un littérateur devenu aveugle d'utiliser ainsi le phonographe.

Pour ma part, je me sers volontiers du phonographe pour lui confier le plan d'un travail, que je lui fais ensuite répéter article par article, à mesure que j'avance dans ma rédaction. Enfin, grâce à l'uniformité des cylindres, il est possible de correspondre avec un ami, possesseur d'un phonographe, en se donnant le plaisir d'échanger avec lui des rouleaux par la poste.

Il parait que le gramophone, d'invention toute récente, est de beaucoup supérieur au phonographe.

XVI

LECTURE ET ÉCRITURE BRAILLE

Dans les écoles spéciales, l'écriture en points, connue sous le nom d'écriture Braille, est la pierre angulaire de l'instruction. Aussi, quand un adulte vient de perdre la vue, le premier conseil que lui donnent les instituteurs d'aveugles est-il de se mettre à étudier le Braille, conseil utile assurément, mais auquel les amis des aveugles attribuent peut-être une importance exagérée.

La lecture du Braille est une ressource pour les heures de solitude. En cas d'insomnie, un livre imprimé en relief est un compagnon de lit incomparable. Je trouve extrêmement commode de marquer l'endroit où j'ai cessé de lire en fixant sur le bord de la feuille une de ces toutes petites pinces à ressort qu'on trouve chez les papetiers. On sait, d'ailleurs, que pour retrouver une ligne, les aveugles qui ont l'habitude de faire des corrections typographiques marquent d'un point saillant fait en marge la ligne à retrouver.

Si, parmi les relations de l'aveugle, quelqu'un veut apprendre à lire l'écriture Braille, il fera bien de le faire du côté verso, c'est-à-dire de droite à gauche, la lecture devenant ainsi identique à l'écriture.

La lecture du Braille, si précieuse pour les aveugles-nés, n'est qu'un pis aller à cause de son excessive lenteur. Très restreint est le nombre des aveugles capables de lire à haute voix un texte en Braille avec une rapidité suffisante pour que l'audition de cette lecture soit tolérable.

Tous mes correspondants instruits, sauf ceux qui ont perdu la vue de très bonne heure, sont unanimes à réduire au minimum, à cause de leur lenteur, l'emploi de l'écriture et surtout de la lecture en points. Pour n'en citer qu'un seul, j'extrais ce qui suit d'une lettre de **M. Riggenbach** :

J'ai appris à lire et à écrire le Braille presque aussitôt après avoir perdu la vue, mais je m'en suis très peu servi. La lecture et l'écriture en points demandent trop de temps et sont trop énervantes pour être d'un emploi fréquent quand on a la possibilité de se faire faire la lecture et de dicter. *Devenu aveugle à l'âge de quinze ans,* je n'avais pas, pour écrire, la rapidité et l'aisance dont jouissent les personnes plus âgées. Aussi suis-je resté vingt-six ans sans écrire. Il y a quelques mois, j'ai fait l'acquisition d'une machine à écrire...

La lenteur de lecture du Braille se fait sentir.

encore plus péniblement quand il s'agit de lectures d'agrément, pour les livres qu'on voudrait se borner à parcourir ou à feuilleter.

Elle provient de ce que le doigt ne peut jamais toucher qu'une seule lettre à la fois tandis que le voyant perçoit, en moyenne, sept lettres à chacun des mouvements que font les yeux quand le regard se déplace le long des lignes imprimées. La lecture par le doigt est donc, pour des raisons physiologiques, au moins sept fois plus lente que la lecture par les yeux [1].

Mais, vous dira-t-on, il existe, dans chaque langue, un *abrégé orthographique* du Braille. Pour ne parler que de l'abrégé français le gain est d'environ un tiers ; mais entendons-nous bien, l'abrégé permet d'économiser environ un tiers du papier et peut-être un quart du temps de l'écrivain parfaitement exercé ; pour la lecture, l'expérience enseigne que l'augmentation de vitesse est nulle.

1. Les personnes que les questions de ce genre intéressent pourront se reporter à mes articles sur la physiologie de la lecture parus dans les *Annales d'oculistique*, en 1878 et 1879, à mes articles sur l'hygiène de la lecture, dans le *Bulletin de la Société de médecine publique*. 1878, et dans les *Comptes rendus de la Société de biologie*. 1878 et 1879, à mon article sur les livres et la myopie, *Revue scientifique*, 22 novembre 1879. et *Revue d'hygiène*. 1880, à mon article sur l'évolution de la typographie considérée dans ses rapports avec l'hygiène de la vue, *Revue scientifique*. 25 juin 1881, et *Revue d'hygiène*. 1881. — Voir enfin Lamarre. Les mouvements des yeux pendant la lecture (travail fait à mon laboratoire). *Comptes rendus de la Société française d'ophtalmologie*, 1898, p. 354.

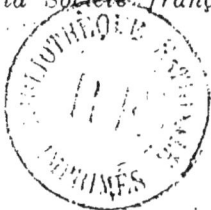

Vers 1900, un Américain, M. Hall, a construit une excellente machine à clavier pour écrire le Braille. Trois touches sont actionnées par trois doigts de la main gauche, et trois touches sont mises en mouvement par trois doigts de la main droite. On conçoit donc qu'à l'aide de cette machine, la rapidité d'écriture soit la même pour les caractères les plus complexes que pour ceux formés d'un seul point. On objecte à cette machine son prix élevé (115 francs), son poids de plusieurs kilogrammes, et le bruit qu'elle produit.

Ces inconvénients seront sans doute atténués un jour, mais je ne pense pas que jamais la machine fasse disparaître l'emploi de la tablette de poche.

Avec la machine américaine Hall, ou ses similaires, on peut écrire au moins trois fois plus vite qu'avec le poinçon.

Pour faire des opérations d'arithmétique, prenez soit l'ardoise à calculer de M. Schleussner, de Nüremberg, soit un cubarithme de l'Institution Nationale dont l'emploi est commode aussi pour la première étude de l'écriture Braille. On peut encore, à défaut du cubarithme, après avoir posé les chiffres ponctués, retourner la feuille pour pouvoir tâter ces chiffres pendant qu'on écrit à mesure les résultats du calcul au verso. Je renvoie à cet égard au livre de Barazer [1].

---

1. *Le commandant Barazer*. Conseils aux personnes qui perdent la vue. In-8°, Dunod. Paris, 1887.

L'adulte devenu aveugle, peut trouver grand profit à utiliser le Braille pour noter hors de chez lui de courts renseignements recueillis dans une conversation. Je ne me vois pas privé de ma tablette de poche en aluminium.

Malheureusement, le modèle de tablette en aluminium qui se vend à l'Institution est fait pour des doigts plus exercés que le mien. Je l'ai trouvé d'autant plus incommode que j'emploie la tablette de poche presque uniquement pour noter des noms propres et des nombres. Aussi ai-je dû m'en faire confectionner une qui, pour le même format, ne comporte que six lignes au lieu de neuf, et seize lettres à la ligne au lieu de vingt-trois.

Le Braille me sert aussi pour rendre reconnaissables au toucher les papiers que je veux conserver ainsi que les chemises en papier fort où je classe mes documents. On trouve dans les institutions un papier spécial de différentes épaisseurs et d'un prix modéré. Il est beaucoup plus économique encore d'employer des papiers d'occasion tels que ceux provenant de registres et qui sont d'excellente qualité. L'emploi de papier écrit passe inaperçu pour les aveugles ; il ne doit être évité que pour les relations entre aveugles et clair-voyants. Pour ce qui n'est pas destiné à être conservé ou à voyager par la poste, du papier ordinaire est bien assez résistant ; tandis que pour les livres, malgré l'emploi de papier très épais, il arrive que, par l'usage

ou par une compression maladroite, une partie des
points perdent leur relief.

Il y en aurait long à dire sur les moyens à employer pour apprendre le Braille. Je ne m'étendra
pas sur ce sujet, car en pareille matière les moyens
d'information abondent. Il est facile, d'ailleurs
d'apprendre le Braille sans maître, grâce aux livres
d'exercice qui sont dans le commerce. Je recommande tout particulièrement celui du capitaine
Mouchard, qui se trouve à l'Association Valentin
Haüy, ainsi qu'un livre d'exercices dont je suis
l'auteur, et que j'ai combiné pour faciliter l'étude
de l'abrégé orthographique français.

Quand on veut apprendre le Braille, il faut y consacrer, au début, le maximum de temps possible.
Le mieux est, pendant les premiers jours, de ne
pas faire autre chose, au point d'en être hanté la
nuit. Faire chaque jour de nombreuses séances, et
des séances pas trop longues pour ne pas dépasser
la limite de l'attention soutenue, et pour ne pas
émousser trop la sensibilité des doigts; se servir,
pour lire, des deux index placés l'un à côté de
l'autre et qu'on déplace simultanément; écrire et
lire alternativement, et surtout se remémorer mentalement le tableau de Braille. En procédant ainsi,
malgré une mémoire médiocre et affaiblie par l'âge,
je pense que chacun peut apprendre en peu de
semaines à écrire et à lire suffisamment pour en
tirer un réel profit. Les personnes qui éprouveraient
trop de difficulté à reconnaître les caractères de

la dimension usuelle, peuvent faire usage tout au moins au début d'une tablette percée de rectangles plus grands. Par exemple du modèle dit de Prague en vente à l'Institution nationale de Vienne. On peut se procurer à la *British and foreign Blind Association* de Londres, des tablettes produisant des caractères de très grande dimension.

En résumé, plus l'aveugle est jeune et plus il est isolé, plus il lui importe de se familiariser avec le Braille qui, grâce au nombre considérable de livres qu'on trouve dans tous les pays civilisés, et notamment à l'important cabinet de lecture organisé pour la France à l'Association Valentin Haüy, lui fournit des moyens considérables d'instruction et de distraction. Beaucoup sont abonnés au journal *Le Louis Braille*, imprimé à leur usage.

Malheureusement la plus grande partie des livres, et notamment la *Revue Braille*, sont imprimés en abrégé; et malheureusement aussi il existe de telles différences entre les abrégés des divers pays, que bien peu d'aveugles sont capables de lire en abrégé dans une langue étrangère. Tout le monde est d'accord qu'il ne faut pas apprendre l'abrégé avant d'être parfaitement familiarisé avec l'écriture ordinaire. A chacun donc de voir s'il veut se lancer dans cette étude complémentaire.

Avant d'étudier la vitesse de lecture et d'écriture des aveugles, il est intéressant de réunir quelques indications approximatives sur la rapidité des divers moyens que l'homme emploie pour exprimer

6.

sa pensée. Quand je ne dirai pas le contraire, j'admettrai, avec les dactylographes, que les mots entiers entrent seuls en ligne de compte. Par exemple « *l'homme* », compte pour un mot. Pour l'écriture ou la dactylographie j'admets que l'écrivain doit mettre les majuscules, les accents et la ponctuation ; de même pour le Braille.

Il ne serait pas difficile de réunir quelques chiffres sur la rapidité de la lecture mentale, celle qui importe réellement à l'homme lettré. On trouvera des différences individuelles considérables. Faute de renseignement précis, j'admettrai qu'on lit aisément, *sans rien laisser passer*, cinq cents mots par minute.

Nous sommes mieux renseignés sur la rapidité de la parole. D'après ce qui m'a été dit à l'*Institut sténographique* (150, boulevard Saint-Germain, à Paris), l'orateur le plus lent prononce plus de cent mots par minute et le plus rapide en dit rarement plus de deux cents. Une bonne moyenne paraît être cent soixante mots par minute.

Un dactylographe exercé écrit facilement pendant des heures, quarante mots par minute. Le record de dactylographie, obtenu lors de l'Exposition de 1900, est de soixante-sept mots. On peut donc dire que la rapidité de la dactylographie est à peu près quatre fois moindre que celle de la lecture à haute voix. J'estime que la rapidité d'une écriture parfaitement lisible est de vingt mots, soit environ moitié de celle obtenue couramment par les dactylographes. Une écriture extrêmement rapide, en supprimant les accents et les points sur les *i*, mais pas la ponctuation, lisible sans hésitation pour celui qui l'a tracée, peut atteindre trente-cinq mots. On a vu plus haut qu'avec ma planchette, je puis en écrire ving-cinq.

Les télégraphistes exercés transmettent en Morse, vingt-cinq mots de cinq lettres par minute, mais ils se dispensent de différencier les lettres majuscules ou accentuées. C'est donc une vitesse comparable à celle de l'écriture ordinaire. L'employé récepteur d'une transmission Morse, qui perçoit la dépêche par l'audition, l'écrit donc aisément à la plume. Tous sont d'accord pour dire qu'à l'oreille ils comprendraient encore les télégrammes sans hésitation si la vitesse était beaucoup plus grande. La rapidité du Morse est limitée uniquement par la vitesse possible de manipulation au départ.

Dès 1856, peu de temps après l'invention de Morse, un haut fonctionnaire des télégraphes français, M. Charles Bourseul, eut l'idée que son alphabet pourrait être employé par les aveugles préférablement au Braille, et il construisit un appareil analogue au manipulateur de Morse, fonctionnant sans mouvement d'horlogerie, et à l'aide duquel on pouvait écrire l'alphabet Morse en relief. D'après les nouveaux progrès de la télégraphie, il serait facile de construire un appareil analogue, où les signes seraient remplacés par deux lignes de points perforés qui permettraient de lire à l'audition les bandes obtenues par l'appareil à inscription[*]

Arrivons au Braille : de toutes les écritures, c'es
la moins rapide, surtout pour qui s'y met sur l
tard. J'écris quatre mots par minute. L'aveugle l
plus exercé ne dépasse guère huit mots; à l'aid
de l'abrégé, aucun n'arrive à dépasser dix, et en
core, aux dépens de la lisibilité, car en se pressan
trop, on fait des fautes et on écrit mal en point
saillants, surtout avec les tablettes à rayures.

La lenteur du Braille est encore plus marqué
quand il s'agit de la lecture. J'arrive à lire ving
mots : beaucoup d'aveugles-nés en lisent soixante
un petit nombre arrivent à cent, quelques-uns à
cent vingt. M. de Ménieux, le bibliothécaire d
l'Association Valentin Haüy, a lu en ma présence
à haute voix, tout près de deux cents mots à l
minute. Au moment où son index droit atteint l
fin d'une ligne, l'index de sa main gauche a déjà
parcouru la moitié environ de la ligne suivante; s
bien que presque tout le temps, la lecture mentale
de la main gauche précède d'une quantité variable
la lecture de la main droite, laquelle précède probablement plus ou moins la parole. M. de Ménieux
s'accorde avec ses collègues pour dire que, chez
la majorité, la lecture de l'abrégé est plutôt moins
rapide que celle du Braille en toutes lettres.
L'exemple de quelques lecteurs rapides ne doit pas

1. *Instituteur des aveugles* (journal de Guadet), t. II,
p. 140. Appréciation de Ballu sur l'appareil de Bourseul.
Ibid., p. 162.

nous faire oublier les chiffres précédents, d'après lesquels, même pour les aveugles-nés, la lecture est d'une lenteur telle que, s'ils en sont satisfaits, c'est parce qu'ils n'ont pas goûté de la lecture dont jouissent les voyants.

Ce que je viens de dire s'applique au français. Il est évident qu'en allemand on lit et écrit bien moins de mots par minute, sans peut-être qu'il y ait infériorité réelle, car un mot composé allemand équivaut en fait à plusieurs mots français.

La langue anglaise est probablement la plus rapide. Quand on dit *stop* pour *arrêtez*, ou *bus* pour *omnibus*, ou *go on* pour *continuez*, on a beau jeu pour défiler beaucoup de mots en peu de temps. Aussi, à l'exposition de Chicago, le record de dactylographie a-t-il été de quatre-vingt-dix-sept mots par minute. Pour la lecture de l'anglais, d'après un mémoire remarquable de **M. Edmond B. Huey**[1], on voit qu'une personne a pu lire mentalement plus de huit cents mots par minute et trois cent soixante à haute voix.

En résumé, laissant de côté les professionnels plus particulièrement habiles, les aveugles-nés écrivent trois fois moins vite, et lisent mentalement au moins cinq fois moins vite que les voyants : et encore, pour la lecture, l'adulte qui perd la vue est-il loin de pouvoir espérer un aussi mince succès. Pour lui, l'infériorité du Braille est d'autant plus

1. *American Journal of Psychology.* vol. XI et XII.

pénible qu'il était plus habitué à lire rapidement, et surtout à parcourir en sautant des mots, des phrases ou des pages entières.

HISTORIQUE. — Les personnes qui voudraient des détails sur l'histoire de l'écriture ponctuée ne sauraient mieux faire que de commencer par lire les deux volumes où M. Pagnerre a récemment traité cette question. Le manuscrit dont M. Pagnerre a enrichi la bibliothèque Braille, est en abrégé orthographique, et daté de 1902. Il s'en trouve un résumé dans l'annexe du volume publié à la suite du Congrès international pour l'amélioration du sort des aveugles, tenu à Bruxelles en 1902.

En 1820, Prony présentait à l'Académie des Sciences un rapport sur un système d'écriture, inventé par le capitaine Barbier[1]. Dès cette époque, Barbier indiquait la supériorité, pour l'aveugle, d'une écriture formée de points saillants. Il produisait cette écriture au moyen d'un poinçon guidé, comme cela se fait encore aujourd'hui, par le contour d'une cellule rectangulaire. Sous le papier, une plaque portait un rayage dont l'emploi s'est transmis jusqu'à nous, du moins en France.

1. Rapport de Cuvier et Molard, sur un *Mémoire de Charles Barbier*, brochure in-18 de 24 pages, se trouve à la bibliothèque Braille, 31, avenue de Breteuil, sous le n° 118. Cette brochure renvoie à des rapports faits en 1820 par M. de Prony et en 1823 par M. Lacépède.

Barbier. *Notice sur les salles d'asile, le retour à la simplicité primitive de la théorie alphabétique, l'instruction familière des enfants du premier âge, des aveugles de naissance et des sourds-muets.* Brochure in-8°. Bachelier, imprimeur, et Hachette, à la librairie classique élémentaire, Paris, 1834. Cette brochure se trouve également à la bibliothèque Braille et à celle de l'Institut, dans un volume de Mélanges de statistique, n° 259.

Trois ans plus tard, MM. Ampère et Lacépède firent un nouveau rapport à l'Institut. Barbier avait amené deux aveugles sachant lire par son système. Surpris de l'excellence du résultat, les commissaires firent sortir l'un des deux aveugles et dictèrent une phrase à l'autre. Aussitôt rentré, le premier lut sans hésitation la phrase que son camarade venait de poinçonner. Ainsi l'écriture ponctuée et les moyens de la tracer régulièrement sont l'œuvre de Barbier, qui, de plus, avait disposé la plaque rayée de manière à pouvoir être instantanément déplacée pour que l'aveugle fût à même de se corriger. Braille lui a d'ailleurs pleinement rendu justice en terminant la préface d'un de ses livres par la phrase suivante[1] : « Nous aimerons toujours à répéter que notre reconnaissance appartient à M. Barbier, qui le premier a inventé un procédé d'écriture au moyen de points, à l'usage des aveugles. »

Au cours des vingt ou vingt-cinq ans qu'il consacra au perfectionnement de l'écriture en relief, Barbier paraît avoir modifié à plusieurs reprises la disposition de ses points saillants avant d'aboutir à la cellule rectangulaire pouvant recevoir six points. Dans une brochure qui se trouve à la bibliothèque Braille, sous la cote 110 f. du catalogue, on trouve l'explication détaillée de la fabrication des tablettes de Barbier mises à la portée des aveugles[2]. Je me bornerai à indiquer l'une de ses notations ponctuées, d'après un tableau et un volume appartenant à la collection de M. Boissicat, économe à l'Institution nationale de Paris. L'impression en relief est parfaite et on va voir que, dans

1. *Procédé pour écrire au moyen de points*, 2e édition. Imprimerie de l'Institution royale des jeunes aveugles. Paris, 1837 (collection particulière de M. Boissicat).

2. *Annales de l'Industrie nationale et étrangère ou Mercure technologique*. Bachelier, 55, quai des Augustins. Paris, 1822.

ce système, un illettré peut apprendre à lire en quelques heures. La pierre angulaire du système est le
tableau en noir suivant, qu'il faut apprendre par cœur,
ligne par ligne. Ce travail de mémoire, le seul exigé par
Barbier, est singulièrement facilité par la disposition
logique et déductive des articulations inscrites dans le
tableau et qui rappellent les articulations du célèbre
Couen de Prépéan, le père de la sténographie française.

Tableau de Ch. Barbier.

1re ligne.	a	i	o	u	é	è
2e ligne.	an	in	on	un	eu	ou
3e ligne.	b	d	g	j	v	z
4e ligne.	p	t		ch	f	s
5e ligne.	l	m	n	r	gn	ll (mouillé).
6e ligne.	oi	oin	ian	ien	ion	ieu

Pour l'aveugle, chaque signe se compose de deux
files de points, parallèles et verticales. Le nombre des
points de la file de gauche donne le numéro d'ordre
d'une des six lignes horizontales du tableau, et le
nombre des points de la file de droite indique, dans la
ligne horizontale précédemment trouvée, le rang de la
case du tableau en noir.

Voici l'exemple même donné par Barbier :

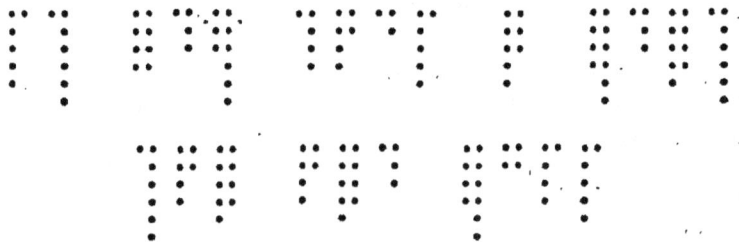

S'il en a pris la peine, le lecteur a pu reconstituer les huit mots de la phrase de Barbier :

Lè choz util n sorè èlr tro sinpl. (*Les choses utiles ne sauraient être trop simples.*)

Cette disposition n'est évidemment pas propice à la lecture rapide, et, si je suis bien informé, Barbier fit le premier la tentative d'employer notre cellule ne recevant que six points.

C'est à Louis Braille, élève et plus tard professeur à l'Institution de Paris, qu'on attribue avec juste raison le choix des combinaisons de ces six points qui constituent notre alphabet.

A mon avis, ce choix n'a pas été aussi heureux qu'il eût été possible de le faire. Braille n'avait reçu que l'instruction tout à fait rudimentaire que l'État donnait alors aux aveugles. Il lui fallut mettre au service d'une ingéniosité d'esprit extraordinaire, une patience peu commune pour produire ses systèmes d'écriture et de musicographie. Mais, réduit à tirer tout de son cerveau, il ne pouvait pas lui venir à l'idée de tenir compte des nécessités des langues autres que la française, ni de la porte qu'il aurait fallu laisser ouverte pour les procédés abréviatifs. « Ces différents procédés abréviatifs, dit M. Moldenhawer, furent conçus, dans les différents pays, sans avoir égard aux autres langues [1]. »

C'est donc à l'adoption de l'écriture orthographique par Braille qu'est imputable l'état navrant des relations internationales entre aveugles, car la lenteur de l'alphabet Braille a été la tour de Babel qui a fait surgir la confusion des abrégés nationaux, et je ne connais qu'un seul aveugle qui sache lire deux langues en abrégé.

Voici le tableau en points de Braille. On remarquera que les 2e, 3e et 4e lignes dérivent de la première, que

---

1. *Compte rendu du congrès de Bruxelles.* p. 162.

nous appelerons *ligne type*, par l'adjonction de un ou deux points :

Tableau de Braille en points.

Voici maintenant, disposés d'une manière identique, les signes d'impression ou d'écriture ordinaire, représentés par le tableau précédent. C'est le tableau *en noir* correspondant au tableau précédent *en points :*

Tableau de Braille en noir.

1ʳᵉ ligne.	a	b	c	d	e	f	g	h	i	j
2ᵉ ligne.	k	l	m	n	o	p	q	r	s	t
3ᵉ ligne.	u	v	x	y	z	ç	é	à	è	ù
4ᵉ ligne.	â	ê	î	ô	û	ë	ï	ü	œ	w
5ᵉ ligne.	,	;	:	.	?	!	()	«	'	»

En prenant dix signes pour sa première ligne ou *ligne type*, Braille trouvait l'avantage d'employer cette ligne en totalité pour exprimer les dix chiffres.

L'étude de cette écriture est facilitée par ce fait qu'il suffit à l'élève d'apprendre par cœur, d'une part la forme des dix premiers signes ponctués, et, d'autre part, l'ordre des cinquante signes du tableau en noir. Pour ceux qui, comme moi, apprennent le Braille à un âge avancé, cette facilité est appréciable, mais, pour l'ensemble des aveugles, elle est chèrement payée par un inconvénient.

Il se produit, en effet, pour la lecture du Braille, quelque chose d'analogue à ce que j'ai signalé autrefois pour la lecture de l'impression ordinaire. Cachez la moitié inférieure d'une ligne imprimée, vous continuerez à la lire sans peine, tandis que vous ne la déchiffrerez pas, si vous cachez la partie supérieure des lettres. Aussi le regard d'un lecteur exercé file-t-il le long des têtes des lettres, bien plus caractéristiques et variées que leurs pieds. De même, quand je lis de l'écriture ponctuée, mon doigt saisit moins le bas des lettres et il m'arrive de lire un *c* au lieu d'un *m* ou d'un *x*. C'est que l'étendue la plus sensible du doigt est moindre que la hauteur d'une écriture ponctuée courante. Je ne crois pas être seul dans ce cas. Je pense, en effet, que la fréquence de cet inconvénient a été pour quelque chose dans la création du *New-York point* où les lettres ponctuées ne comptent que deux points de haut, quitte à en avoir souvent trois de large.

Remarquons que le tableau de Braille ne comprend que cinquante des soixante-trois signes que peut fournir la cellule rectangulaire.

L'écriture orthographique de Braille gagna du terrain grâce à l'influence des Dr Guillé et Pignier, directeurs de l'Institution, et à celle de Guadet, professeur à l'Institution, qui par son journal *L'Instituteur des aveugles* servit de lien entre l'école de Paris et les écoles étrangères.

Il me semble que ces hommes n'étaient pas dans la bonne voie en abandonnant la phonographie de Barbier.

Dans la première moitié du XIXe siècle, sans avoir connaissance des travaux de Barbier et de Braille, un Autrichien du plus grand mérite, Klein, combinait un alphabet formé de points, lisible pour les voyants aussi bien que pour les aveugles. Les lettres de Klein comptaient cinq points sur leur hauteur, ce qui impliquait trop de lenteur dans la lecture et surtout dans l'écriture.

Le *trait-point* du Dr Vezien et le bel alphabet du Dr Mascaro constituent des écritures saillantes faciles à la fois à tracer pour les aveugles et à lire pour les clairvoyants.

Partout ailleurs qu'en France, on a remplacé les rayures de Barbier par des cupules, ce qui oblige l'écrivain à tenir le poinçon bien perpendiculaire à la tablette, et, par suite, à former correctement les points.

Barbier avait imaginé le rayage par des raisons d'économie de fabrication qui n'existent plus aujourd'hui, et je recommande aux commençants d'éviter les tablettes fabriquées en France, pour être sûrs de prendre l'habitude si importante de tenir leur poinçon bien perpendiculairement au papier.

XVII

CORRESPONDANCE AVEC LES VOYANTS

Deux questions se posent : écrire sans témoins et prendre connaissance d'une lettre reçue, en faisant choix de la personne par qui on se la fait lire.

Pour la première question, on a vu comment, dès le début je m'en suis tiré au moyen de la planchette à écrire. On peut encore avoir recours à la dactylographie, ou même, avec des correspondants habituels à l'écriture en Braille, à condition de leur avoir fait tenir un modèle d'alphabet ponctué. Les aveugles-nés peuvent mettre les adresses en usant de systèmes particuliers qui servent à tracer des caractères usuels en relief. Pour les timbres, il est bon de les classer dans une boîte à compartiments qu'on rend reconnaissables par des marques. Une fois la lettre écrite, il est utile de savoir la porter soi-même à la poste sans en montrer la suscription à personne, soit qu'on ait recours à un conducteur,

soit, ce qui est mieux, qu'on ait appris à aller jusqu'à la boîte aux lettres la plus voisine.

La réception des lettres présente plus de difficultés. Il m'a fallu deux ans pour apprendre, par
hasard, que l'aveugle doit toujours ouvrir ses
lettres lui-même. Il peut avant de les ouvrir se faire
dire s'il y a des indications extérieures, indiquant
la provenance (suscription commerciale ou cachet
de la poste). Le contact d'une lettre quelconque
donne souvent un renseignement sur sa nature.
Une lettre de mendiant sur papier mince, n'est pas
facile à confondre avec une lettre de dame con-
tenue dans une enveloppe glacée et parfois recon-
naissable à son parfum ou à un chiffre en relief, etc.;
d'autre part des signes extérieurs peuvent être con-
venus d'avance avec un correspondant habituel.

Une fois la lettre ouverte, le toucher peut donner
des renseignements précis sur sa nature : un pros-
pectus imprimé ne fait pas sous les doigts la même
impression qu'une carte de visite, et on ne con-
fondra pas un chèque avec une lettre de quête.

Si l'aveugle a un doute, ce qui est le cas général,
il remet la lettre dans son enveloppe, se réservant
de choisir la personne par qui il se la fera lire. Une
fois les lettres lues, je ne manque pas d'y poinçonner une indication suffisante pour les reconnaître
ultérieurement, et savoir par qui je me les ferai
relire au moment de répondre.

Je connais un aveugle qui, dans certains cas, se
fait adresser une lettre poste restante, puis, après

l'avoir retirée, se fait conduire par un fiacre à un café d'un quartier lointain où il se fait lire la lettre par un garçon; celui-ci, ne le connaissant pas, ne pourra guère commettre l'indiscrétion de mettre l'entourage habituel de l'aveugle au courant de ce qu'il a voulu garder pour lui seul.

Autre procédé : on sait que les correspondances en Braille peuvent circuler sous bande au tarif des imprimés; si l'entourage de l'aveugle connaît cette écriture, rien de plus simple que de renoncer à la modération de taxe et de se faire écrire en Braille sous pli fermé.

Enfin, si l'aveugle et son correspondant savent une même langue étrangère, le correspondant peut écrire dans cette langue en ayant soin de le faire en caractères d'une lisibilité parfaite. C'est ainsi que je me fais écrire en allemand, recommandant d'employer les caractères latins. Si, par surcroît, ce qui est loin d'être indispensable, mon correspondant prend la peine de remplacer les *u* par des *ou*, les *ie* par des *î*, etc., un Français quelconque peut me lire ma missive d'une manière parfaitement intelligible; tout ce qu'il me faut est qu'il ne sache pas l'allemand.

XVIII

CARTES GÉOGRAPHIQUES, PLANS ET CROQUIS

Pour exécuter un croquis grossier, formé seulement de points, on peut faire usage de la tablette à écrire, ou mieux de tablettes spéciales dont les fenêtres sont carrées et équidistantes. On peut encore employer la roulette qui sert à relever les patrons dans les journaux de mode, mais alors, pour remédier à l'inconvénient d'avoir la figure du croquis renversée, il suffit de toucher le relief par dessous.

Dans les écoles d'aveugles, on emploie, pour l'enseignement de la géographie, des cartes en relief en papier estampé ou mieux en celluloïd, où les aveugles se reconnaissent assez bien, grâce à la variété des traits plus ou moins forts et diversement pointillés qui servent à désigner les limites, les fleuves, etc. On a aussi obtenu des cartes par la broderie soit sur du canevas, soit sur du bristol perforé qui, fabriqué pour les écoles Frœbel, se trouve dans le commerce.

Les cartes géographiques estampées, chargées de détails, sont difficiles à lire pour qui ne s'y est pas exercé dès son enfance et, de plus, on trouve rarement toutes faites les cartes répondant à un besoin spécial et inopiné : peu d'aveugles sont abonnés à une Revue allemande publiée en abrégé et qui a donné à l'appui de ses articles sur les guerres hispano-américaine et sino-japonaise des cartes en relief avec les champs de bataille, les ports et villes s'y rattachant. On aura moins encore l'espoir de rencontrer tout fait le plan de la ville, du quartier ou de la maison qu'habite un aveugle.

C'est pour parer à ce desideratum que la maison Carrière, 22, rue Saint-Sulpice, à Paris, a fabriqué sur ma demande, avec un succès complet, des feuilles de cire épaisses d'un peu plus d'un millimètre et mesurant vingt centimètres sur trente. Ces feuilles étant transparentes, rien n'est plus facile que de confectionner, en les plaçant sur la carte ou le plan qui intéresse l'aveugle, une reproduction en relief. Il suffit d'appliquer, sur les lignes qu'on veut reproduire, des fils flexibles que la pression du doigt permet d'incruster dans la cire.

Les fils qui conviennent le mieux pour cet usage sont ceux de plomb. Leur prix est infime, leur flexibilité parfaite et leur mollesse est telle, qu'entre les doigts, on les casse aisément à la longueur voulue. Pour diversifier les lignes, on peut prendre

7.

trois épaisseurs, comprises entre un et deux milli-
mètres. Avec les fils d'un millimètre environ, on
peut faire des lettres qui, appliquées sur la cire,
sont aisément lisibles au toucher.

Pour augmenter la diversité des lignes, on peut
faire usage de cordes de guitare (la sixième et la
septième) qui sont à la fois souples et rugueuses,
l'âme étant en soie et la surface en spirale métal-
lique. On peut encore appliquer des ficelles, des
fragments d'allumettes de bois ou de cire. Rien
n'empêche de marquer des points au moyen de
grains de plomb de chasse, de perles de verre, ou
mieux de punaises.

La cire étant très flexible, si l'on veut conserver
les cartes ainsi faites, il faut les fixer avec des punaises sur des planchettes de bois mince et léger.
On peut utiliser plusieurs fois la même lame de cire
en enlevant les fils incrustés et lissant la surface
avec l'ongle du pouce.

Les lames de cire me servent encore à faire moi-
même un croquis, ce qui ne présente aucune difficulté. Rien n'empêche d'employer une règle divisée
en centimètres par de petites encoches, une équerre
et un compas.

M. Carl Schleussner, inspecteur à l'Institut des
aveugles de Nuremberg, a exposé à Bruxelles, en
1902, des fils de coton enduits de cire, qu'il emploie
pour l'enseignement de la géométrie. Il a bien
voulu m'en envoyer un échantillon qui m'a paru
parfait pour rendre immédiatement sensibles les

contours d'une carte de géographie, mais après quelques mois ces fils s'étaient desséchés et avaient malheureusement perdu la propriété d'adhérer au papier.

XIX

MUSIQUE

Heureux les aveugles qui ont le goût de la musique, le seul art qui leur soit accessible! Ils y
trouvent plus de jouissance que la plupart des clairvoyants. Aussi n'insisterai-je pas sur une aussi
évidente vérité. Plus heureux encore ceux qui,
avant de perdre la vue, savaient jouer d'un instrument et avaient la mémoire garnie d'un certain
nombre de chefs-d'œuvre!

Les personnes qui déchiffraient facilement avant
de perdre la vue sont à plaindre, car la musicographie Braille ne peut se lire que lentement et, naturellement, cette lecture ne laisse qu'une main disponible. Il faut une patience d'aveugle-né pour
apprendre un morceau de piano presque mesure
par mesure, en jouant successivement de la main
droite et de la main gauche pendant que le doigt
de l'autre main se promène sur les signes repré-

sentatifs des notes. Je doute que jamais un adulte musicien, devenu aveugle, ait eu la patience de se soumettre à un pareil exercice. La musicographie Braille, dérivant de la notation imaginée par J.-J. Rousseau, et dont fait actuellement usage l'école Galin-Paris-Chevé, est extrêmement remarquable. Elle est plus raisonnable que l'écriture musicale usuelle, ne prend pas plus de place, et son prix de revient n'a rien d'excessif.

S'il est assez doué, le vieux musicien devenu aveugle pourra trouver le plus grand plaisir à improviser. Il pourra, avec le secours d'un clairvoyant, ou peut-être même avec celui d'un phonographe, apprendre des morceaux par cœur, mais, s'il apprend la musicographie Braille, je doute fort qu'il en tire profit, sauf dans des cas tout à fait exceptionnels. Je crains qu'il ne doive se résigner à laisser aux aveugles-nés le soin de profiter de cette admirable notation.

XX

JEUX

Rien n'empêche un aveugle de jouer aux dominos, aux échecs, aux dames ou aux cartes, s'il est doué d'une mémoire passable. Si sa mémoire est excellente, la difficulté est nulle, puisque les grands joueurs d'échecs jouent sans voir, l'adversaire étant seul en présence de l'échiquier et exécutant alternativement ses propres coups et ceux du grand joueur. Doué d'une mémoire détestable, je ne peux même pas jouer aux dominos, ne pouvant me souvenir ni de ce qui est sorti, ni des dominos que j'ai en main. Je n'ai même pas essayé de jouer ni aux dames ni aux échecs, car je suis dans l'impossibilité de me représenter la disposition des pièces.

Pour la majorité des aveugles, on rend très faciles les jeux de dames et d'échecs au moyen de damiers et d'échiquiers, où chaque case est percée d'un trou destiné à recevoir les chevilles dont sont

nunies les dames ou les pièces du jeu d'échecs. Ces
eux avec trous et chevilles sont dans le commerce,
ls ont été créés pour jouer en chemin de fer. On
magine aisément la petite transformation qu'il faut
eur faire subir pour rendre reconnaissables au
oucher le blanc et le noir. Pour qui n'aime pas les
hevilles, il existe des damiers spéciaux, où les
ases d'une même couleur sont plus profondes que
es autres. A l'École municipale d'aveugles de Ber-
in, outre des jeux d'échecs et de dames, on trouve
les lotos, halmas, etc...

Comme l'aveugle qui joue aux dames ou aux
checs promène constamment ses mains sur le
eu, il est préférable que son partenaire se serve
n même temps d'un second échiquier.

Il existe des cartes à jouer, reconnaissables par
les piqûres d'aiguilles presque invisibles, et qui
onnent aux aveugles la possibilité de jouer avec
es voyants. On se procure à l'Institution natio-
ale un petit instrument servant à piquer les cartes
à jouer.

L'aveugle peut se servir, sans aucune modifica-
ion, des jeux de solitaire, de baguenaudier et de
illard anglais.

XXI

TABAC

On pourrait croire que les aveugles, ne pouvant pas voir la fumée, n'éprouvent aucun goût pour le tabac : c'est une erreur. J'en atteste les nombreux aveugles-nés, qui fument la cigarette, et les fumeurs invétérés devenus aveugles, pour qui la pipe ou le cigare continuent à être le complément presque nécessaire du repas. Il arrive peut-être plus facilement à un aveugle qu'à un clair-voyant de fumer à froid sans s'en apercevoir aussitôt. Je n'ai pas l'expérience de la pipe ni de la cigarette. Si je soupçonne mon cigare d'être éteint, je l'entoure de ma main sans le toucher et si le cigare brûle, la chaleur rayonnante est alors facilement sentie.

Pour allumer, je me sers de tisons, bien plus commodes que les allumettes, car, avec ces dernières, il n'est pas très facile de mettre le bout du cigare en contact avec la flamme.

Dans mon appartement, j'ai fait disposer par ci par là des cendriers où, quand j'y pense, je dépose la cendre du cigare pour éviter de la laisser tomber à terre. Parfois, pour circuler, je fais usage d'un de ces flacons crachoirs que l'on a construits à l'usage des phtisiques. Avec cet objet en poche, à quelque endroit que je me trouve, je puis, sans déranger personne, me débarrasser de la cendre ou de la fin du cigare qui, ainsi renfermé, s'éteint sans répandre de mauvaise odeur.

En somme, il me semble que le principal conseil pratique à donner aux aveugles qui veulent fumer est de préférer les cigares très secs, qui, seuls, permettent de fumer lentement sans crainte d'extinction. Souvent un cigare me sert à mesurer le temps quand en présence d'un étranger je ne veux pas tâter l'heure à ma montre.

XXII

MÉMOIRE ET MNÉMOTECHNIE

Il me souvient d'avoir rencontré, dans ma jeunesse, des paysans, tout à fait illettrés dont la mémoire me paraissait prodigieuse. Ils se souvenaient, année par année, du caractère des saisons. Ils savaient les dates exactes des menus événements de leur vie et avaient stéréotypé le souvenir précis de leurs recettes et de leurs dépenses. L'impossibilité de rien garder par écrit, et les longues heures d'un travail manuel monotone, où leur esprit ruminait à loisir le passé, le remémorait et l'incrustait dans leur cerveau. Voilà, si je ne me trompe, les conditions spéciales qui aboutissaient à ces phénomènes de mémoire dont s'étonnaient les voisins plus favorisés sous le rapport de l'instruction primaire.

La difficulté de prendre des notes et surtout de les consulter, les longues heures d'isolement, l'absence des distractions qu'apporte la vue du monde

extérieur sont des conditions analogues, grâce
auxquelles un certain nombre d'aveugles de naissance se font remarquer par l'excellence de leur
mémoire.

Chez l'aveugle, la mémoire est nécessaire pour
bien des actes de la vie quotidienne. Il leur faut de
la mémoire plus ou moins consciente pour mettre
sans hésitation la main sur un bouton de porte,
pour donner des indications au guide qui les conduit à travers les rues de la ville, pour savoir, dans
un repas, la place occupée par les convives autour
de la table. Beaucoup d'aveugles font de leur mémoire un usage très méthodique, et savent, par
exemple, le nombre de pas qui mesure chaque sec-
tion d'un chemin qu'ils ont souvent occasion de
parcourir, le nombre des marches d'un escalier, etc.

Pour écrire, comme je le fais en ce moment, ne
pouvant pas faire de ratures, il faut construire
chaque phrase à peu près en totalité, avant de
commencer à l'écrire. Il faut savoir ce qu'on a mis
dans les pages précédentes pour pouvoir faire une
rédaction suivie, sans se reporter à ce qui est déjà
écrit.

Au lieu de feuilleter les documents dont il veut
faire usage, l'écrivain aveugle est forcé de s'en im-
prégner d'avance, et, si sa mémoire est faible, la
tâche devient beaucoup plus pénible et le travail
perd en précision et en vivacité. Ce livre se res-
sent nécessairement de ces difficultés.

La faiblesse de ma mémoire m'a contraint de porter une attention spéciale sur les procédés grâce auxquels ceux qui deviennent aveugles sur le tard peuvent se débrouiller dans les difficultés du travail personnel, et ne pas oublier les obligations à heure fixe de la vie quotidienne.

Ici l'écriture ponctuée est d'une ressource inestimable. La tablette de poche permet de mettre une courte notice sur les lettres qu'on reçoit, ainsi que sur de grandes enveloppes de format coquille, où l'on réunit les documents relatifs à une même affaire, et sur le bord de chemises plus grandes où l'on classe ces enveloppes. Il devient facile par ce procédé, ou par d'autres analogues, de retrouver soi-même tous les documents qu'on a réunis, et de se faire lire par une personne quelconque ceux auxquels on a besoin de recourir. En un mot, avec un ordre parfait et grâce au secours de l'écriture ponctuée, on peut pallier les défaillances de la mémoire la plus mauvaise.

Pour qui perd la vue sur le tard, l'entreprise d'améliorer sa mémoire est d'autant plus chimérique et illusoire que, chez presque tout le monde, la mémoire, surtout celle des événements récents, ne cesse d'aller en faiblissant. C'est une raison de plus pour recourir à un précieux adjuvant dont je me suis remis à faire usage, depuis que j'ai perdu la vue, et dont l'emploi me paraît particulièrement précieux : je veux parler de la mnémotechnie.

J'ai assisté, vers 1862, à quelques conférences,

où l'homme extraordinaire qui s'appelait Aimé Pâris exposait les règles de sa mnémotechnie.

Je vais donner la liste qui sert de clef à cette mnémotechnie (les personnes qui ne connaissent pas le Braille n'ont qu'à ne pas tenir compte de la première ligne de l'important tableau suivant) :

1re ligne.	•	:	••	•:	•.	:•	::	:.	.•	.:
2e ligne.	1	2	3	4	5	6	7	8	9	0
3e ligne.	te	ne	me	re	le	che	que	fe	pe	se
4e ligne.	de	gne				je	gue	ve	be	ze

La première ligne contient les chiffres en Braille, la seconde les mêmes chiffres en caractères arabes, l'usage de la troisième et de la quatrième s'expliquera par l'emploi qui en sera fait tout à l'heure.

Le principe consiste à remplacer les groupes de chiffres à retenir (pris dans la ligne 2) par un groupe d'articulations (pris soit dans la ligne 3, soit dans la ligne 4), dont l'assemblage constitue un mot qu'il suffit de retenir. Au lieu de retenir un nombre, il suffira de retenir un mot, et, pour retenir ce mot, il faut le relier, par une phrase qu'Aimé Pâris voulait bizarre, à l'événement dont on veut retrouver la date. Le procédé ne sert pas seulement à retenir des dates d'histoire, mais encore des numéros de téléphone, etc...

Exemple : pour retenir la date de la fondation de Rome, je me borne à retenir le mot *colline*, au moyen de cette idée que la ville de Rome fut bâtie sur sept *collines*. Le mot colline contient les articulations *que*, *le*, *ne*, qui, dans le tableau précédent, occupent respectivement les places 7, 5 et 2. Je trouve 752, date de la fondation de Rome.

Autre exemple : pour me souvenir de la date de l'invention des lunettes, je me souviens que les lunettes ont été inventées pour les vieux, pour *nos papas*, soit les articulations ne, pe, pe, donnant, par leurs rangs, 299, soit, comme on sait bien que l'invention ne remonte pas tellement loin, la date de 1299, dont le premier chiffre était inutile à formuler en mnémotechnie.

La mnémotechnie elle-même nous permet de retenir, dans leur ordre, les dix articulations qui lui servent de base. Chacun peut forger, à cet effet, une phrase qu'il retiendra d'autant mieux qu'elle sera plus baroque. Je m'imagine, par exemple, que j'aille chercher à la fourrière mon chien qui a été ramassé dans la rue parce qu'il n'avait pas de muselière, et, touchant le museau de cet animal, je lui dis :

*t*u	*n*'as	*m*is	*r*ien	*l*a,	*ch*ien	*q*ui	*f*us	*p*in*c*é
1	2	3	4	5	6	7	8	9 0

C'est parfaitement grotesque et plus vous trouverez cela ridicule, plus vous serez forcé de retenir la phrase. Après tout cette mnémotechnie n'est pas plus étrange que celle dont on se sert couramment en France pour retenir les noms des sous-préfec-

ures, en Allemagne pour apprendre la table de
multiplication. On verra plus loin, au chapitre sténographie, ma proposition d'employer les dix
mêmes articulations, dans le même ordre, pour
former la ligne type de la sténographie, les signes
restant ceux de Braille et gardant leur signification
numérique. Il en résulterait que la mnémotechnie
servirait de base facile à la sténographie.

En mnémotechnie, comme en sténographie, les
consonnes douces correspondent au même rang que
les dures : *de* dérive de *te* ; *je* de *che* ; *gue* de *que* ; *ve* de
fe ; *be* de *pe* et *ze* de *se*. Egalement, comme en sténographie, les consonnes muettes sont considérées
comme inexistantes. En appliquant ces deux règles,
si on veut, par exemple, retenir le nombre 751, on
peut recourir indifféremment aux mots : *carte,
arder, carder, carton, cordon, Corton, écourter,
ncroûté, garde, grade, agrandi,* etc., ce qui donne
un très grand choix.

Dernier exemple : pour savoir par cœur le calendrier perpétuel, Aimé Pàris avait donné des for-
mules assez simples. Voici seulement celle qui
donne le calendrier de l'année courante.

On attache au nom des jours de la semaine, en
commençant par dimanche, les chiffres 0, 1, 2, 3,
4, 5, 6 ; et aux mois les chiffres suivants : 0 pour
janvier, 3 pour février, 3 pour mars, 6 pour avril,
1 pour mai, 4 pour juin, 6 pour juillet, 2 pour
août, 5 pour septembre, 0 pour octobre, 3 pour
novembre, 5 pour décembre.

Supposons d'abord que l'année commence par un dimanche. Les chiffres qu'on vient de lire désignent les jours de la semaine par lesquels commencent les différents mois, par exemple le chiffre 3 qui accompagne le mois de février indique que le 1ᵉʳ février est un mardi. Second exemple : le chiffre zéro attaché au mois d'octobre indique que le mois d'octobre commence par un dimanche comme le 1ᵉʳ janvier. Tous ces chiffres attachés au mois ne sont pas très difficiles à retenir. Si l'on veut appeler la mnémotechnie au secours, on peut dire que :

Février *trois* (le mois le plus *étroit*).

Mars *trois* (même chiffre que pour février, ce qui est évident puisque le mois de février est exactement de 4 semaines.

Avril *six* (mois ou l'on fait des *scies*).

Mai *un* (c'est de ce mois qu'à la campagne on plante à la porte du maire un mât qui porte le nom de mai et qui est droit comme le chiffre 1).

Juin *quatre*.

Juillet *six* (il fait bon d'être as*sis* sous les arbres).

Août *deux* (il d'août d'être à d'eux).

Septembre *cinq* (mois des chasseurs assas*sins*).

Octobre *zéro* (forme de la première lettre du mot octobre).

Novembre *trois* (le vin nouveau subit l'oc*troi*).

Décembre *cinq* (Noël tombe le vingt-*cinq*).

Quand l'année ne commence pas par un dimanche, au chiffre caractéristique des mois il faut

outer le chiffre caractéristique du jour par lequel
mmence l'année. Dans les années bissextiles,
rès février il faut ajouter un jour à tous les.
iffres.

XXIII

ESPERANTO

La grande majorité des aveugles instruits e
intelligents avec qui je suis entré en relations o
résolu d'apprendre l'*esperanto*, si bien que l'empl
de cette admirable langue internationale para
devoir se répandre beaucoup plus vite chez le
aveugles que chez les autres hommes.

Ce sont les polyglottes qui apprécient le plu
l'esperanto, alors que l'on aurait pu croire que l
besoin d'une langue internationale se ferait moin
sentir à ceux qui savent déjà plusieurs langue
Cette propension des polyglottes à s'assimiler l
langue auxiliaire imaginée par le Dr Samenhof es
d'un très grand poids, car les personnes qui saver
plusieurs langues sont seules compétentes pou
juger des mérites d'un nouvel idiome. L'étude d
l'esperanto, d'après tous ceux qui l'ont abordée
est extrêmement facile et, au contraire du *volapuck*

tte langue auxiliaire est harmonieuse. Par des
océdés aussi simples qu'ingénieux, Samenhof a
duit à un minimum invraisemblable l'effort de
émoire exigé pour s'assimiler l'esperanto. Ce qui
stingue tout particulièrement cette langue, c'est
ie, si l'on borne son ambition à savoir lire sans
ctionnaire (point capital pour les aveugles), on
ut y arriver en quelques jours, pourvu qu'on s'y
nsacre en entier.

L'utilité de l'esperanto me paraît devoir être
aucoup plus grande pour les aveugles que pour
s clairvoyants, et cela pour deux raisons.

D'abord, l'emploi des abrégés dans presque tous
s pays entraîne cette conséquence navrante que
veugle perd le profit principal de sa connais-
nce des langues étrangères. Je lisais couramment
français, l'allemand, l'anglais et l'italien, je
chiffrais l'espagnol, le portugais, le hollandais.
ut cela, y compris ce qui me restait de grec et de
tin, est perdu si j'ai besoin de lire une publica-
on étrangère faite en points saillants et écrite
abrégé. La difficulté de lire les langues étran-
res en abrégé est telle que M. Monnier, secrétaire
ire de l'Association internationale des étudiants
eugles, est obligé de prier ses correspondants
écrire en toutes lettres ou en espéranto. Je ne
ois pas qu'il existe, dans Paris, une seule per-
nne sachant lire l'abrégé ponctué allemand. C'est
ne situation intolérable.

La seconde raison qui rend désirable et probable

la vulgarisation de l'esperanto parmi les aveugles
c'est que, pour chaque pays, le débit possible de
livres imprimés en points est trop faible pour cou
vrir les frais d'impression.

Avec l'esperanto, tout change. Il devient possibl
d'imprimer une revue hebdomadaire pour nou
tenir au courant des événements de tout ordre. O
peut nous faire connaître, parmi les productions d
la littérature moderne, celles qui, remarquable
par les idées plutôt que par la forme, sont signalée
par le nombre des traductions qui en ont été faite
en plusieurs langues. La traduction d'Hamlet pa
Samenhof est là pour démontrer la souplesse de s
langue auxiliaire.

Comment l'aveugle doit-il s'y prendre pou
apprendre l'esperanto? La réponse à cette ques
tion, bonne au moment où j'écris ces lignes
serait fausse quand on les lira. Le livre de cheve
est la grammaire de Samenhof, dont je ne connai
que la traduction française. C'est cette grammaire
avec les exercices qui l'accompagnent, que je re
commande sans aucune restriction. Si elle n'exist
pas en points saillants, faites-vous la lire : vou
trouverez aisément, pour vous rendre ce service
un clairvoyant désireux d'apprendre l'esperanto
pour cette besogne, l'association de deux ou de plu
sieurs personnes, dont une aveugle, est parfaite

En tout cas, s'informer de ce qui peut existe
d'imprimé en points par les aveugles esperantiste
du pays où vit l'aveugle.

En France, M. Cart, professeur au lycée Henry IV,
l'un des propagateurs les plus zélés de l'esperanto,
a publié en points saillants un résumé de la grammaire et une partie des exercices de Samenhof.
N'employer les publications de M. Cart qu'après
s'être fait lire d'un bout à l'autre la grammaire
complète.

8.

XXIV

MARIAGE

Doit-on conseiller le mariage aux aveugles?

Il n'est pas question, bien entendu, du mariage entre aveugles, que réprouve le bon sens le plus vulgaire. Il s'agit de rechercher si un homme ou une femme aveugles doivent se marier.

Dans l'immense majorité des cas, le mariage des aveugles n'est pas contre-indiqué par la crainte d'hérédité de la cécité. Ayant été consulté à ce sujet comme oculiste, je ne me suis pas borné à faire appel à mes souvenirs de praticien; j'ai fait parcourir, avant de donner ma réponse, les nombreuses biographies d'aveugles qui sont relatées dans le dictionnaire de Mell, et ces recherches ont été d'accord avec mes souvenirs pour constater que s'il existe des cas de cécité héréditaire, ils sont assez rares pour avoir échappé à nos investigations.

Il ne faut pas, cependant, que le médecin donne
son approbation à tout aveugle qui veut se marier.
Pour les aveugles qui ont perdu la vue par accident, la question d'hérédité ne se pose même pas;
or l'immense majorité des cas de cécité sont à con-
sidérer comme accidentels. La variole, l'ophtalmie
des nouveau-nés, qui sont, aujourd'hui encore, les
grandes pourvoyeuses d'aveugles, n'ont rien d'héréditaire. Mais si l'aveugle, désireux de se marier
a perdu la vue par une affection du nerf optique,
de la choroïde ou même de la rétine, un peu de cir-
conspection s'impose. Par exemple, je m'oppose-
rais au mariage d'une personne ayant perdu la vue
par décollement de la rétine, avec une personne
atteinte de myopie forte, et si, de plus, il existait
un lien de parenté entre les futurs conjoints, mon
opposition à leurs projets deviendrait intransi-
geante.

Laissant donc à part quelques cas tout à fait
exceptionnels, le médecin ne doit pas s'opposer au
mariage des aveugles.

Une fois la question médicale mise de côté, les
autres circonstances doivent être pesées avec la
plus grande prudence. Assurément, quand la cécité
survient au cours du mariage, il est de règle, surtout si c'est l'homme qui est frappé, de voir l'affection conjugale augmentée par la compassion; la
cécité de l'un des époux ne manque guère de res-
serrer les liens préexistants.

Pour un mariage à contracter, la question est

bien différente. Elle a été présentée, sous ses
divers aspects dans les *Emmurés*, le beau roman
de Lucien Descaves [1].

En fait, parmi les aveugles, les mariages de filles
sont beaucoup moins fréquents que ceux d'hommes,
ce qui est conforme à la psychologie des deux
sexes, et je crois que, en règle générale, les mé-
nages ainsi formés marchent bien. Le plus souvent, la jeune fille a su la portée de l'engagement
qu'elle a pris, et, les termes du code étant ren-
versés, elle donne aide et protection à son époux.

Il m'est très agréable de terminer ce chapitre
par la traduction d'une lettre fort belle que m'a
adressée un de mes correspondants :

Dans beaucoup de circonstances, la décision sera
dictée par l'âge, la santé, la position de fortune, etc..
Les filles aveugles feront généralement mieux de renoncer au mariage. Marguerite Wilhelm, la femme d'un
gardien de passage à niveau, a consigné ses impressions
dans une poésie poignante : *L'alouette de Birchow*.
L'homme aveugle qui contracte mariage s'expose à des
moments pénibles : ce sera pour lui une des plus dou-
loureuses privations de ne jamais rencontrer le regard
de sa femme et de ses enfants; il aura souvent le sentiment de ne pouvoir remplir, comme il le voudrait,
tous ses devoirs d'époux et de père; il se met sur les
bras des soucis que n'a pas le célibataire. Cependant le
mariage me paraît bien désirable, lorsque les circonstances sont favorables. Non seulement un secours
féminin lui est presque indispensable, mais encore

1. Stock. Paris, 1895.

il a plus que les autres hommes le besoin de vivre au milieu d'êtres qu'il puisse appeler les siens, en qui il puisse avoir confiance, et qui l'entourent d'affection. La vie de famille est pour lui une source de pur bonheur. Quant à moi, je ne puis songer sans reconnaissance à toutes les joies que j'éprouve au milieu de ceux qui me sont chers.

Quoi qu'il en soit, avant de se marier, un aveugle fera bien, sous peine de conséquences lamentables, d'y faire regarder à deux fois par des amis dévoués.

XXV

LE SIXIÈME SENS

Ce n'est pas sans appréhension que j'ai inscrit les mots « sixième sens » en tête de ce chapitre, car il est fort possible que les faits dont il va être question soient justiciables de l'emploi des cinq sens.

D'autre part, dans l'état actuel de nos connaissances, il est douteux que les personnes auxquelles ce livre est destiné, puissent tirer un profit immédiat et pratique de la lecture de cet exposé. Il m'a paru, néanmoins, utile de consigner à cette place les renseignements que j'ai pu recueillir sur le « sens des obstacles », dans l'espoir que quelqu'un de mes lecteurs soit amené à me communiquer, pour être relatés dans une seconde édition, les faits qu'il aurait observés ou les expériences qu'il aurait instituées et dont la connaissance serait de nature à étendre les notions que nous avons sur les perceptions dont les aveugles peuvent tirer profit.

Exposé des faits. — Toutes les personnes qui ont observé des aveugles avec soin, savent que parmi ceux-ci il en est de complètement aveugles qui ont, plus ou moins développé, ce qu'ils appellent le *sens des obstacles.* On voit des enfants circuler dans leurs cours de récréation, sans se heurter aux arbres; cette faculté existe même chez eux, dans une localité où ils se trouvent pour la première fois. Marchant dans un couloir, ils n'hésitent pas à reconnaître si une porte qui se trouve sur leur passage est ouverte. On m'assure même que, chez certains, ce sens est assez développé pour leur permettre de compter les fenêtres du rez-de-chaussée d'une maison dont ils longent la façade. Cette perception des obstacles fait penser à l'expérience du célèbre Spallanzani, qui vit des chauves-souris continuer à voler sans se heurter, après qu'il leur eût enlevé les yeux.

Le sens des obstacles est très nettement mentionné dans un certain nombre de biographies d'aveugles. La description la plus ancienne que j'en connaisse se trouve dans les *Lettres sur les aveugles*, de Diderot.

Le plus souvent, les aveugles assurent que le siège de la sensation qui nous occupe est principalement le front : jamais ils ne disent l'éprouver dans les mains. Il en est qui attribuent la sensa-

tion d'obstacle à la pression de l'air, ce qui est
faux, car ceux que j'ai interrogés affirment que la
perception est plus nette lorsqu'ils s'approchent
lentement de l'objet dont la sensation faciale leur
révèle la présence. Cette sensation est toujours
imprécise, et suivant l'expression de certains
aveugles, elle est sujette à *mirage* ; c'est-à-dire
qu'il leur arrive de s'arrêter net dans leur marche,
avec l'appréhension de se heurter, alors qu'ils ne
sont en présence d'aucun obstacle.

Avant de risquer quelques explications sur ces
faits, je dirai que les auteurs sont loin d'être
d'accord : les uns s'ingénient à les attribuer tous
à des sensations auditives, d'autres ne font inter-
venir l'audition en aucune façon, d'autres admet-
tent que le tympan agisse comme récepteur sans
qu'il y ait perception auditive, enfin, certains
aveugles m'ont dit qu'ils croient à une simulta-
néité de sensations auditives et autres, dont il leur
est impossible de délimiter le rôle respectif.

Voici d'abord les faits que j'ai pu rassembler. Le
lecteur voudra bien remarquer la divergence d'opinion sur l'effet de la neige.

M. G..., professeur d'histoire à l'institution nationale
de Paris, a perdu la vue vers l'âge de quatre ans par
atrophie des nerfs optiques. Absence complète d'odorat. Distingue la lumière de l'obscurité et, par instants,
aperçoit vaguement les grands objets. Aucune perception du radium. Observateur de premier ordre,
M. G..., jouit sans contestation possible du sens des

obstacles grâce auquel, par exemple, longeant une
avenue, il est sûr de ne se heurter ni aux arbres ni aux
candélabres en fonte. Il évite même, à la campagne,
les gros tas de cailloux formés sur les bords des routes.
Il sent à plus de deux mètres la présence d'un mur.
Devant moi il a reconnu, au milieu d'une salle, l'existence d'un meuble de grande dimension, qu'il a deviné
être un billard. Nous avons constaté que la masse de
l'obstacle influe sur sa perception. Une feuille de papier
ne lui fait pas le même effet qu'un gros livre du même
format. Il affirme que, chez lui, le sens des obstacles est
beaucoup plus affiné dans l'obscurité complète : il n'y
a donc ici aucune possibilité que la perception des
gros objets soit due au sens lumineux. Pour lui, comme
pour beaucoup d'autres, le sens des obstacles disparaît
à peu près entièrement dans un milieu très bruyant.

Après ce cas, que j'ai observé de près, en voici
un qui m'est décrit par un observateur très sagace :

Je connais dans mon voisinage un jeune homme de
vingt-sept ans, aveugle depuis l'âge de deux ans, très
intelligent, qui vient de terminer son éducation et son
apprentissage du métier d'accordeur facteur. Il se
dirige seul, il va seul sur les routes. Son village est à
quatre kilomètres de chez moi; quand il vient me voir,
il marche très vite et, sans hésitation, il tourne à angle
droit quand il arrive à hauteur du chemin qui conduit
à ma maison. C'est le sens de l'ouïe qui lui fait éviter
les obstacles.
Quand il fait un grand vent agitant les feuilles des
arbres de la route, il lui arrive parfois de heurter
l'obstacle qu'il évite par un temps calme. Le bruit
confus du feuillage étouffe le bruit de ses pas.
De même, par la neige il n'entend plus aucun écho
contre les arbres du bord de la route et il est obligé

de se frapper la cuisse avec la main, pour produire un bruit dont l'écho renvoyé lui indique le voisinage de l'obstacle.

Je lui ai fait faire les expériences suivantes : une première fois, je l'ai placé près d'un mur en lui faisant faire rapidement plusieurs tours sur lui-même, puis je lui ai posé la question : « Où est le mur? » Il m'a répondu : « Votre voix m'est renvoyée en écho par le mur qui est là », et il désignait très nettement l'emplacement de ce mur.

Dans une deuxième expérience je me mis entre l'aveugle et le mur, après avoir mis sous ses pieds un tapis pour étouffer tous les bruits étrangers. Je l'ai fait tourner plusieurs fois sur lui-même, après lui avoir dit de me désigner l'obstacle aussitôt qu'il s'arrêterait de tourner. Sans attendre ma question, il a paru hésiter un moment. Je l'avais arrêté le dos au mur. Il répond : « Le mur est .... derrière moi ».

Je lui ai demandé de raisonner sa réponse. Il dit : « Aux premiers mots, *le mur*, je n'entendais pas ma voix se heurter contre un obstacle en face de moi : j'en conclus que l'obstacle était derrière moi ».

Un autre aveugle de ma connaissance, qui s'oriente difficilement en temps de neige, m'a déclaré être aussi fort gêné pour circuler dans une maison lorsqu'il est chaussé de pantoufles en feutre.

D'une lettre de M. Imbert, professeur à la Faculté de médecine de Montpellier, j'extrais ce qui suit :

J'ai commencé des expériences avec un aveugle, professeur à l'Institution de Montpellier, et qui n'a pas la plus faible perception lumineuse. Il m'a fait part d'un fait qui lui est personnel et qui, je crois, vous intéres-

sera. M. Ferrari (c'est l'aveugle en question), par temps
d'orage, perçoit nettement un éclair rapproché avant
d'entendre le bruit du tonnerre, et il ne s'agit nulle-
ment de perception lumineuse. M. Ferrari ne peut d'ailleurs caractériser la sensation qu'il éprouve alors, mais
elle existe et ne le trompe pas. Ceci paraît d'abord plus
difficilement explicable, mais l'explication doit être
cherchée, je crois, dans le domaine connu de la physique, et doit être en rapport avec les variations d'in-
tensité du champ électrique dans lequel on se trouve
par un temps d'orage. Toutefois cette explication sera
peut-être plus difficile à justifier par l'expérience.

Ce passage de M. Imbert est d'autant plus intéressant que l'auteur est plus porté à expliquer par
l'audition la plupart des phénomènes qui nous
occupent. Il a fait des expériences analogues à
celles de William James, dont il sera question plus
loin.

J'ai gardé pour la fin un cas bien plus complet
que les précédents, c'est celui de W. Hanks Lévy
cité par William James [1]. Un aveugle, M. W. Hanks
Lévy, auteur d'un ouvrage intitulé *Blindness and
the Blind* [2], nous rend compte de la manière suivante de sa faculté de percevoir :

Quoique complètement aveugle, à l'intérieur ou au
dehors, en marche ou au repos, je peux dire si je me
trouve en face d'un objet, et je peux percevoir s'il est

1. *Principles of psychology*. Macmillan et C°. London,
1891, vol. II, p. 204.
2. Londres, 1872.

grand ou petit, mince ou volumineux. Je puis également découvrir si c'est un objet isolé ou une palissade
continue, si cette palissade est compacte ou à claire-voie,
et souvent je distingue également si c'est une clôture
de bois, un mur de briques ou de pierres ou une haie.
Je ne puis généralement pas percevoir les objets situés
beaucoup plus bas que mon épaule, mais quelquefois
des objets situés très bas peuvent être perçus. Cela
peut dépendre de la nature de ces objets ou d'un état
anormal de l'atmosphère. Les courants d'air n'ont rien
à faire avec cette faculté puisque la direction du vent
est sans influence. Le sens auditif n'a rien à y voir non
plus, car, lorsque la terre est recouverte d'une épaisse
couche de neige les objets sont perçus plus distincte-
ment, quoique le bruit des pas ne puisse être entendu.
Il semble que les objets soient perçus par la peau du
visage et que l'impression en soit directement transmise
au cerveau. La figure est la seule partie de mon corps
qui possède cette propriété : je m'en suis assuré par
des expériences.

Quand je me bouche les oreilles, cette sensation persiste mais elle disparaît absolument si je me couvre
le visage avec un voile épais. Aucun des cinq sens n'a
rien à faire avec l'existence de cette faculté, et ce
qui est relaté plus haut me conduit à désigner sous le
nom de « perception faciale » ce sens qui n'a pas
encore été reconnu. Lorsque je longe une rue je ne
confonds pas les boutiques avec les maisons d'habitation; bien plus, je peux même désigner les portes,
fenêtres, etc..., et cela aussi bien si les portes sont
ouvertes ou fermées. Une fenêtre composée d'une seule
glace est plus difficile à découvrir qu'une fenêtre composée de plusieurs carreaux. Il semblerait donc que le
verre soit un mauvais conducteur de sensation, ou, en
tous cas, de l'impression spéciale à ce sens. Lorsque
des objets plus bas que la figure sont perçus, la sen-

sation semble suivre cette ligne oblique partant de
l'objet et aboutissant à la partie supérieure du visage.
Me promenant avec un ami à Forest Lane (Strasfort),
il m'arriva en désignant une palissade qui sépare la
route d'un champ, de dire : « Ces barreaux ne sont pas
tout à fait aussi hauts que mon épaule ». Mon ami
répondit qu'ils étaient plus hauts. Nous mesurâmes
quand même, et ils étaient de trois pouces plus bas
que mon épaule. Au moment de l'expérience j'étais
à quatre pieds environ des barreaux. Il est certain que,
dans ce cas, la perception faciale a été plus exacte que
la vision. Lorsque la partie inférieure d'une clôture
est en briques et la partie supérieure en bois, le fait
peut être reconnu et la ligne de séparation est aisément perçue.

Les irrégularités en hauteur, les saillies et les ren-
foncements des murs peuvent aussi être reconnus.

William James ajoute que chez Lévy, la perception est diminuée par le brouillard, mais reste
intacte dans l'obscurité (je connais un aveugle qui
est dans le même cas). Il ajoute que Lévy a possédé
la faculté de reconnaître si un nuage vient à obs-
curcir l'horizon, mais que chez lui cette sensation,
qui existe chez d'autres aveugles, a complètement
disparu.

Explication. — Les faits qui précèdent sont loin
d'être assez nombreux pour nous mettre en état de
saisir le mécanisme par lequel les aveugles per-
çoivent la présence d'obstacles. Cependant il est
impossible que leur lecture ne fasse pas penser
à la célèbre conférence de Lord Kelvin sur les

six portes de la connaissance [1]. Ce qui va suivre n'est pas en contradiction avec les idées de Lord Kelvin.

L'homme possède six sens, et non pas cinq. Il n'est pas du tout légitime de comprendre le sens calorique dans l'ensemble désigné sous le nom de sens tactile. Le siège de ces sensations est différent, comme le prouve une maladie de la moelle connue sous le nom de syringomyélie qui se manifeste par la perte de la sensation thermique avec conservation de la sensation de contact. Il faut le contact de corps pondérables pour faire naître en nous les sensations auditives, puisque le son ne se transmet pas à travers le vide. Il en va probablement de même pour les odeurs, et le toucher proprement dit, ainsi que son nom l'indique, ne s'exerce que par contact. Il en est tout autrement de la vue, qui rend perceptibles les vibrations d'une certaine partie du spectre. Or, notre peau est affectée par des parties invisibles du spectre. Le coup de soleil produit soit par la réverbération de la neige, soit par l'arc électrique, et dont l'apparition n'est souvent accompagnée d'aucune sensation de chaleur, est généralement attribué à l'action des rayons ultra-violets. D'autre part, et c'est là ce qui nous intéresse ici, les rayons infra-rouges produisent une action calorifique.

La notion de la chaleur rayonnante est banale.

1. William Thomson (Lord Kelvin). Allocution prononcée à Birmingham and Midland Institute, le 3 octobre 1883.

Une sensation de chaleur est éprouvée par notre peau sans qu'elle soit en contact avec un corps chaud. Qui n'a joui de l'impression de chaleur produite sur nos organes par un clair soleil animant une belle journée d'hiver? Assis devant la cheminée dans la chambre la plus froide, une belle flambée peut nous chauffer à tel point le visage qu'il nous soit agréable de le protéger à l'aide d'un écran.

Si la perception frontale est un phénomène de rayonnement, les sujets qui la possèdent pourraient en augmenter la sensibilité en se noircissant le front avec du noir de fumée. Chacun sait que des vêtements noirs nous rendent bien plus impressionnables aux radiations solaires.

Il serait intéressant de rechercher si des radiations obscures ne jouent pas un certain rôle dans la perception des obstacles par les aveugles. Un fait cité par William James ne paraît pas favorable à cette hypothèse :

Un aveugle, M. Kilburne, professeur à l'Institution Perkins (South-Boston), qui a possédé à un degré remarquable la faculté de percevoir les nuages, s'est trouvé n'avoir pas sur son visage, une sensibilité à la chaleur supérieure à celle d'autres personnes.

Mais, après expérience faite en bouchant soigneusement les oreilles, il fut démontré que chez M. Kilburne, le sens des obstacles reposait sur des phénomènes auditifs.

Aux idées théoriques précédentes, qui diffèrent peu de celles de Lord Kelvin, j'ajouterai que, d'après l'embryogénie, la rétine dérive de l'épithélium cutané; on peut donc concevoir que cet épithélium, dans la région frontale, soit légèrement affecté par une certaine étendue du spectre dont les limites ne seraient pas les mêmes que celles du spectre lumineux et pourraient même en être très éloignées. C'est pourquoi j'ai cherché si la peau du front des aveugles ne serait pas affectée par les rayons qu'émet le radium. Le résultat de cette expérience dont il a été fait beaucoup trop de bruit dans la presse a été négatif[1].

Applications pratiques. — Il serait peut-être utile et sûrement très intéressant de rechercher les moyens de faire naître et de développer chez l'adulte ce sens qui, jusqu'ici, me paraît être le privilège de ceux qui ont perdu la vue de bonne heure.

Comme première base de cette étude, il me paraîtrait logique de rechercher, chez ceux qui possèdent cette perception, les conditions les plus favorables à son exercice. On chercherait à mettre ensuite l'adulte dans ces mêmes conditions.

Malheureusement, le peu de renseignements que j'ai pu réunir jusqu'ici ne sont ni précis ni concordants.

1. Voir *Bulletin de l'Académie de médecine de Paris*, séance du 1er avril 1902.

Peu de temps après avoir perdu la vue, dès que j'entendis parler du sens des obstacles, je fis quelques essais pour voir si son application ne pourrait m'être de quelque utilité. Ces essais donnèrent des résultats négatifs et, par une généralisation téméraire, j'étais arrivé à croire que ce sens est le privilège des aveugles-nés, quand je reçus de M. Léon, chez qui ce sens est très développé, communication du livre de James, déjà cité plusieurs fois ci-dessus, avec l'indication du passage suivant[1] :

La membrane du tympan est susceptible de ressentir des différences de pression exercées par l'atmosphère extérieure, différences trop peu considérables pour pouvoir être distinguées comme bruit. Après s'être assis et avoir fermé les yeux, que le lecteur prie quelqu'un d'approcher silencieusement de sa figure un objet tel qu'un gros livre, il aura immédiatement conscience de la présence et de la position de cet objet ainsi que de sa disparition. Un ami de l'auteur faisant cette expérience pour la première fois distingua sans hésiter les trois degrés d'opacité d'une planche, d'un treillage et d'un tamis tenus successivement près de son oreille. Comme les clairvoyants ne se servent jamais de cette sensation comme moyen de perception nous pouvons admettre que, pour ceux dont l'attention est attirée sur ces phénomènes pour la première fois, cette appréciation est une quasi sensation et ne doit rien à l'éducation des sens. Mais ce qui est apprécié, est très nettement et sans contredit l'absence de limitation de l'espace tout comme, lorsque couché sur le

1. *Loc. cit.*, p. 110.

dos, on ne perçoit pas autre chose que l'étendue bleue et illimitée du ciel. Lorsqu'on approche un objet de notre oreille nous éprouvons immédiatement une sensation d'emprisonnement, de resserrement; si cet objet est retiré subitement il nous semble que nous soyons dégagés et en présence d'un espace libre. Et pour quiconque prendra la peine de l'observer, cette sensation sera celle d'une appréciation vague de l'étendue.

William James ajoute en note :

La preuve que cette sensation est plutôt tactile qu'acoustique semble résulter du fait qu'un médecin, ami de l'auteur, à peu près sourd d'une oreille, bien que ses deux tympans soient normaux, sent la présence ou la disparition d'un objet aussi bien près d'une oreille que de l'autre.

De ces quelques lignes, je conclus que d'autres, mieux doués, pourront réussir où j'ai échoué. Je leur signale là un objet d'études. Il est présumable qu'en variant la nature des objets employés on pourra découvrir les conditions les plus favorables à la naissance de la perception qui fait le sujet du présent chapitre et que, le premier pas étant le plus difficile, ces expériences pourront aboutir à des résultats ayant une utilité pratique.

XXVI

PSYCHOLOGIE DE L'AVEUGLE

L'égoïsme et la vanité sont les principaux mobiles des actions humaines; chez les aveugles, ces défauts prennent parfois des proportions excessives. Il est tout naturel, en effet, que l'aveugle, privé des moyens les plus efficaces de se défendre, soit plus spécialement préoccupé de lui-même, et du secours qu'il peut attendre ou exiger d'autrui ; qu'il songe plus à soi qu'aux autres mieux armés pour la lutte. La vanité qu'on rencontre souvent chez lui, trouve son aliment principal dans l'admiration exprimée par les clair-voyants toutes les fois qu'il agit sans secours étranger.

La vanité, après tout, est-ce bien un vice? N'est-ce pas plutôt un mobile qui conduit souvent à bien faire? Que l'aveugle se livre à des occupations utiles, qu'il ait le sentiment de travailler pour autrui, qu'il subvienne aux besoins de sa famille, m'algré son infirmité, et qu'il en tire orgueil, où est le mal ?

« Les moralistes ont dit : étouffe en toi l'orgueil. « Moi je dis : justifie-le, c'est le secret de toutes « les grandes vies [1]. »

Un trait caractéristique de l'aveugle est de réfléchir beaucoup, de ruminer pour ainsi dire sur le passé et d'en tirer des déductions logiques : il n'est donc pas rare qu'un aveugle soit un homme de bon conseil, surtout s'il a perdu la vue tardivement. Aussi l'intimité entre l'aveugle et les jeunes enfants, douce pour lui, profitable pour eux, n'est pas un spectacle bien rare.

Les aveugles sont souvent animés d'une foi religieuse très vive, et cela n'a rien d'étonnant, car habitués à constater la réalité d'objets qu'ils ne voient pas, ils croient facilement à la présence immédiate d'un Dieu invisible, et inclinent à un mysticisme qui peut les détacher des choses de la terre et de l'humanité.

Quand un jeune homme vient de perdre la vue, il ne faut le laisser dans un internat d'aveugles que le temps strictement nécessaire. Ce milieu tout spécial, en effet, est particulièrement impropre au développement des qualités requises pour la vie ordinaire.

Il m'a paru intéressant de me renseigner sur la vie intérieure des aveugles, et mieux que dans les

---

1. Daniel Stern. *Esquisses morales et politiques.*

ouvrages spéciaux[1], j'ai trouvé des indications dans les œuvres des romanciers réalites. J'ai lu avec intérêt le *Musicien aveugle*, de Korolenko[2]; j'ai cité plus haut avec éloge, les *Emmurés*, par Lucien Descaves.

Dans un ordre d'idées spécial, la nouvelle de Marc Monnier[3], *Entre aveugles*, présente les impressions d'un aveugle-né, qui vient d'obtenir la vue à la suite d'une opération. L'auteur s'est inspiré de la célèbre relation, faite par Jurin dans l'*Optique de Smith*, des impressions d'un aveugle à qui la vue fut donnée, il y a bientôt deux cents ans, par l'oculiste Cheselden. Cette observation est reproduite, plus ou moins complètement, dans les Traités de physique, de physiologie et de psychologie, notamment dans l'*Optique physiologique*, de Helmholtz[4].

Sous le nom de *Roman d'une aveugle*, M. Dufau[5], qui fut longtemps directeur de l'Institution du boulevard des Invalides, a composé une œuvre d'imagination où il a fait entrer des observations recueillies dans la vie réelle.

1. On en trouvera une longue liste dans l'*Encyklopädisches Handbuch des Blindenwesens*, par le professeur Alexandre Mell. 2 vol. in-8. Pichler. Vienne et Leipsig, 1900.

2. Volume de nouvelles intitulé : *La forêt murmure*, trad. française, Armand Colin. Paris, 1895,

3. *Le Charmeur*. Charpentier, Paris, 1882.

4. Traduction de Javal et Klein. Masson, Paris, 1878.

5. *Le roman d'une aveugle-née*. Paris, 1851 (à l'Institution nationale).

La plupart des écrivains, et surtout des poètes aveugles, ont le tort de chercher à peindre des sensations visuelles qu'ils ne connaissent que par ouï-dire. M. Guilbeau, dans ses *Chants et légendes de l'aveugle*[1], échappe à ce défaut : j'en dirai autant de Mme Galeron de Calonne, aveugle et presque complètement sourde. Je ne résiste pas au plaisir de citer quelques vers de cette femme remarquable[2] :

RÊVE D'AVEUGLE

Quand le sommeil béni me ramène le rêve,
Ce que mes yeux jadis ont vu, je le revois ;
Lorsque la nuit se fait, c'est mon jour qui se lève,
Et c'est mon tour de vivre alors comme autrefois.

. . . .

Êtres mal définis, choses que je devine,
Tout cesse d'être vague et vient se dévoiler,
C'est la lumière, c'est la nature divine,
Ce sont des traits chéris que je peux contempler.

Et quand je me réveille encor toute ravie,
Et que je me retrouve en mon obscurité,
Je doute et je confonds le rêve avec la vie :
Mon cauchemar commence à la réalité.

QU'IMPORTE !

Je ne la vois plus, la splendeur des roses,
Mais le ciel a fait la part de chacun.

1. Paris, 1894.
2. *Dans ma nuit.* Alphonse Lemerre. Paris. 1897.

Qu'importe l'éclat? J'ai l'âme des choses ;
Je ne la vois plus la splendeur des roses ;
        Mais j'ai leur parfum.

Je ne le vois pas ton regard qui m'aime
Lorsque je le sens sur moi se poser.
Qu'importe! un regret serait un blasphème.
Je ne le vois pas ton regard qui m'aime,
        Mais j'ai ton baiser.

. . . .

Voilà qui n'est pas banal, et l'exemple de cette
belle sérénité ne doit-il pas faire honte à ceux que
la perte de la vue plonge dans un morne déses-
poir? Chacun s'imagine volontiers que, pour lui,
la cécité est un plus grand mal que pour le voisin.
Au lieu de comparer notre sort à celui des clairvoyants, ne ferions-nous pas mieux de diriger
notre pensée vers ceux qui, dans leur nuit, sont
livrés en même temps à la surdité, à la misère
noire et à la solitude ?

Vers le commencement de *Stello* quelques lignes
font justice du préjugé d'après lequel les aveugles
seraient plus heureux que les sourds. Les voici :

« Si le sourd nous semble toujours sombre, c'est
qu'on ne le voit que dans le moment de la privation de la parole des hommes; et si l'aveugle nous
paraît toujours heureux et souriant, c'est que nous
ne le voyons que dans le moment où la voix
humaine le console ».

Je partage absolument l'opinion d'Alfred de
Vigny. La différence dont il parle est encore plus

marquée s'il s'agit de personnes ayant perdu un sens dont elles ont joui. La surdité ne brise pas la carrière de l'homme comme fait la cécité : elle le laisse libre, tandis que l'aveugle est à la merci d'autrui. Le sourd peut se permettre d'être bourru ; l'aveugle est obligé de paraître aimable. On peut donc dire que, si l'aveugle est plus affable que le sourd, s'il tâche de paraître enjoué s'il est sociable, cela serait plutôt l'indice de la crainte qu'il éprouve d'être laissé seul dans sa nuit

Je dois avouer que l'opinion contraire m'a été exprimée par Mme Galeron de Calonne, dont la cécité et la surdité remontent à l'âge de cinq ans J'attribue son opinion à ce fait que sa surdité n'étant pas absolue, elle est impressionnée quotidiennement par l'imperfection de son oreille [1].

Parmi les hommes qui sont à l'abri des soucis matériels, ceux qui n'ont jamais songé qu'à leurs plaisirs ou à leurs propres affaires, sont les plus malheureux, lorsqu'ils perdent la vue. Par une

---

1. Mme Galeron, pendant quelques mois où sa surdité fut totale, communiquait avec son mari au moyen des signes de l'alphabet Morse. Cette communication se faisait même dans certains cas à l'insu des assistants ou bien aussi à distance, par l'ébranlement d'une table. La relation avec les personnes n'existant pour elle que par contact, elle a acquis une extraordinaire mémoire de la nature des diverses mains, et il lui arrive de reconnaître ainsi une personne à plusieurs années de distance ! Une de ses filles a eu l'idée de lui parler dans la main, et il lui arrive de saisir ainsi quelques mots, probablement en sentant les mouvements des lèvres et de l'air expiré.

sorte de justice distributive, ceux, au contraire, qui se sont proposé comme but principal de l'existence, de contribuer au progrès selon leurs moyens, trouvent en eux-mêmes des ressources ; chacun, quelle que soit sa position sociale et ses facultés intellectuelles, peut toujours trouver une satisfaction à contribuer au bonheur d'autrui.

Les hommes de science occupent une situation privilégiée, ils ont en effet, tout un fonds de connaissances acquises qu'ils peuvent utiliser. Tant qu'ils peuvent apporter encore leur pierre, si petite soit-elle, à l'édifice de la civilisation et du progrès, ils se sentent vivre, et quelles que soient les blessures reçues, ils ne sont pas hors de combat : l'inégalité des armes ne fait qu'augmenter leur ardeur. Plus heureux encore si, par surcroît, leur travail ayant été utile à quelqu'un, ils peuvent répéter avec sérénité cette parole de l'Ecclésiaste : « Mon cœur s'est réjoui de mon travail, et c'est tout ce que j'ai eu de mon travail. »

APPENDICE

XXVII

MOYEN D'ACCÉLÉRER LA LECTURE

Ce volume tombera sans doute entre les mains de quelques typhlophiles préoccupés des moyens d'améliorer les livres destinés aux aveugles. C'est pour eux que j'écris le présent chapitre. Puisse-t-il être lu par un mathématicien doublé d'un physiologiste, d'un philologue et d'un typographe ! Peut-être y trouvera-t-il quelques indications sur les perfectionnements dont sont susceptibles les livres en points saillants.

On objectera certainement que si l'écriture Braille est critiquable, elle partage ce sort avec l'écriture usuelle, avec les caractères typographiques et avec la portée musicale. Cela n'est pas douteux, mais ces diverses notations employées par les clairvoyants sont protégées par une routine séculaire, routine si invétérée qu'il serait téméraire de s'y attaquer. Par exemple, l'écriture musicale sur une portée de cinq lignes est le comble de l'absurdité [1], et cependant cette routine a résisté aux efforts de J.-J. Rousseau, de Galin, de Paris, de Chevé et de leurs successeurs.

Pour l'écriture des aveugles, la situation est tout autre, car le nombre des livres imprimés en Braille est extrêmement petit, et, si l'on adoptait une écriture plus rationnelle, le sacrifice des livres existants devrait peser d'un poids bien léger dans la balance.

C'est principalement pour les langues dont l'orthographe est bizarre, telles que l'anglais et le français, que la plupart des indications qui vont suivre présentent de l'utilité.

Rendre la lecture plus rapide : tel est le but principal de mes remarques. On verra, chemin faisant, que les moyens propres à accélérer la lecture auraient pour conséquence accessoire de diminuer la grosseur de nos livres, de préparer l'aveugle à la pratique de la sténographie et enfin d'abréger le premier enseignement de la lecture et de l'écriture.

Il est clair que, pour que nous puissions lire avec moins de lenteur, il faudrait, d'une part, nous offrir des caractères plus faciles à reconnaître, et, d'autre part, diminuer le nombre des caractères dont les mots sont composés. La première de ces deux améliorations est surtout du ressort de la typographie et ne comporte que de brèves indications, tandis que la seconde est un problème très compliqué, dont l'étude exige la connaissance préalable des divers systèmes de sténographie.

1. Si l'on veut conserver la portée, il serait raisonnable de prendre, pour le piano, la double portée de trois lignes du célèbre général Reffye, où, chaque portée recevant sept notes, on écrit, sans lignes supplémentaires, deux octaves pour chacune des mains. Il en résulte la suppression des clefs et, pour les commençants, une facilité de lecture incomparable.

I

RÉFORME TYPOGRAPHIQUE

Les parvenus de la cécité sont peut-être mieux en
état de connaître les difficultés que présente la lecture
des caractères en points. Ceux qui lisent du Braille
depuis leur enfance ne se rendent plus compte, par
exemple, de la difficulté de lecture occasionnée par
l'entassement de caractères formés de cinq ou six points
tels que, *péréquation*, ou de la confusion résultant, dans
la lecture de l'abrégé, de l'accumulation de signes formés d'un très petit nombre de points. Ils ont oublié
l'embarras que peut causer le signe de *majuscule* si facile
à confondre avec le commencement de la lettre *m*, ou
bien encore le signe d'*italique*, ou enfin le signe analogue à ce dernier qui se trouve au milieu de certaines
locutions abrégées. Si, comme à l'imprimerie de l'Institution de Paris, on fait usage de caractères mobiles,
rien n'empêche d'en avoir qui soient formés de points
plus saillants pour les majuscules, et qu'on emploierait
également pour la totalité des mots qui, en noir, sont
imprimés en italiques : si le lecteur ne s'apercevait pas
du changement de caractère, l'inconvénient serait
minime.

D'autres difficultés de lecture seraient évitées en
remplaçant certains groupes de points par des assemblages de petits traits formant la même figure. Par
exemple le *b* serait un petit trait vertical, le *c* un
trait horizontal, le *d* une figure angulaire, l'*e* un trait
oblique, etc. Au premier abord, pour le toucher, des
caractères ainsi constitués sont à peine différents des
assemblages de points; mais, pour les cas douteux, la
lisibilité est meilleure. Par exemple, avec les caractères

de ce genre, il n'y a pas de confusion possible, dans l'abrégé, entre les assemblages *ea* et *ari*.

Autre exemple : les intervalles entre les lettres étant un peu plus grands que la largeur des lettres, une série de lettres *c* prend l'aspect : • • • • • • • • Sous le doigt, la différence de distance entre ces divers points n'est pas très sensible, et l'hésitation du lecteur serait moindre si l'on remplaçait les deux points de chaque *c* par un petit trait continu. Alors le mot *acacia* s'imprimerait • — • — • • • et continuerait encore à s'écrire • • • • • • • • De même, la confusion que le doigt établit trop facilement entre l's et le *t* se produirait moins si, dans cette dernière lettre, les points 2 et 5 étaient remplacés par un petit trait horizontal, etc...

En procédant comme il vient d'être indiqué, ceux qui impriment nos livres ne manqueraient pas de respect à la mémoire de Barbier et de Braille, car, si ces hommes ont employé exclusivement des points, c'était pour ne pas compliquer l'écriture à la main, et non par des raisons de lisibilité.

Il est tout naturel que, pendant des années, notre typographie soit restée identique à notre écriture manuscrite : la même chose s'était produite à l'origine de la typographie en noir. Gutenberg copia servilement les caractères usités de son temps, si bien que les premiers volume sortis de ses presses se vendirent pour des manuscrits.

Puisqu'un caractère de forme plus compliquée n'occasionne aucun surcroît de travail pour l'imprimeur, le moment n'est pas éloigné où les caractères en relief servant à imprimer nos livres, subiront d'utiles modifications.

II

DIMINUTION DU NOMBRE DES SIGNES

C'est surtout à la diminution du nombre des signes
qu'on doit s'appliquer pour rendre la lecture plus rapide,
car on a vu (page 97) que, tandis que l'œil du clair-
voyant procède par saccades et lit, en moyenne, sept
lettres à chaque coup, notre doigt ne possède rien
d'analogue à la vision indirecte, laquelle donne au champ
de vision une étendue dont on profite pour lire rapidement. Quelque exercé que soit le lecteur aveugle, il y
a pour la rapidité de mouvement de son index une
limite au delà de laquelle tout se brouille, tout comme
pour les yeux il est impossible de discerner des objets
dont le mouvement est trop rapide (rayons de roues de
voiture, etc.).

La diminution du nombre des caractères peut s'obtenir, d'une part par la suppression de ceux qui représentent soit des lettres muettes, soit des lettres faciles à
deviner, d'autre part, par l'emploi de signes qui représentent des groupes de sons. Nous sommes donc conduits
à employer des procédés analogues à ceux de la sténographie.

Examinons d'abord, en y intercalant un peu d'historique, l'état actuel des écritures en points saillants.

Barbier et Braille. — Tout comme Minerve sortit
tout armée du cerveau de Jupiter, notre écriture en
points saillants, avec ses procédés d'exécution, a jailli
du cerveau de Charles Barbier. Pour plus de détails,
je renvoie aux deux ouvrages déjà cités de cet auteur. Ces courtes brochures sont à lire et à méditer;
et quand on voit qu'à lui seul, Barbier a trouvé le

principe, admis universellement, de la sensibilité plus grande du doigt pour les points que pour les lignes, qu'il a compris la nécessité de grouper les points régulièrement, qu'il a créé l'outillage dont on se sert encore aujourd'hui, poinçon, rayure et tablettes perforées, on aurait dû se demander s'il n'aurait pas mieux valu respecter aussi les idées de Barbier sur la phonographie.

Barbier commence sa brochure de 1834 par les lignes suivantes :

« L'écriture de prononciation est celle que nous pra« tiquons tous avant d'avoir étudié l'orthographe et la « grammaire. Beaucoup de personnes n'en auront ja« mais d'autre. »

Barbier avait démontré magistralement dès 1820 que, pour tous les illettrés, y compris les aveugles et les sourds-muets, il est beaucoup plus facile d'apprendre une écriture phonétique bien comprise qu'une écriture orthographique. Au lendemain de la célèbre loi Guizot de 1833, qui organisa l'instruction primaire en France, et en présence du nombre immense des adultes illettrés, il revint à la charge. Il pensait que ce serait chose sage que de réduire le premier effort des instituteurs à enseigner une phonographie à la masse des enfants, réservant à une minorité les difficultés de la grammaire et de l'orthographe.

Le temps a marché, mais la nature de l'esprit humain est restée la même. Aujourd'hui encore, dans les pays de langue française ou anglaise, il est toujours vrai que le moyen le plus rapide d'enseignement de la lecture usuelle consiste à passer par la phonographie. L'expérience en a été faite victorieusement par l'éminent pédagogue Paul Robin, alors qu'il dirigeait à Cempuis l'orphelinat Prévost, du département de la Seine.

L'essai a été non moins probant en Angleterre.

On eut l'heureuse idée de réunir, dans une même classe, des enfants qui, après plusieurs années d'école, n'étaient parvenus qu'à lire des mots monosyllabiques, et, passant par le détour de la lecture d'une phonographie, on put leur inculquer assez rapidement la lecture de l'anglais.

On avait objecté à Barbier que la pratique de la phonographie devait nuire à celle de l'orthographe. Avec autant de bon sens que d'esprit, Barbier répondait que la parole est une phonographie par excellence, et que, pour être logiques, ses contradicteurs devraient interdire la parole aux enfants jusqu'au moment où ils apprendraient l'orthographe.

Quand il m'arrive de soutenir ces idées devant des aveugles de marque, ils croient me répondre triomphalement en citant les quelques jeunes gens qui ont conquis des grades universitaires. J'ai fait enquête sur chacun de ces quelques privilégiés, et, à ma grande surprise, j'ai découvert que l'orthographe leur est bien moins utile qu'on ne penserait. Par exemple, l'un d'eux, reçu bachelier avec félicitations du jury, m'a raconté qu'il avait été autorisé à dicter ses compositions. Et c'est dans l'intérêt douteux d'une demi-douzaine de jeunes gens qu'on retarde, dans leur éducation et dans leur instruction, la masse profonde des jeunes aveugles!

Lorsque Barbier nous dota de l'écriture ponctuée, il renonça, par là même, à nous faire employer des caractères lisibles pour les clairvoyants. Entre eux et nous, il creusait un gouffre. Les communications entre clairvoyants et aveugles étaient coupées, et, pendant bien des années, surtout en Angleterre, ce grave inconvénient retarda l'adoption de l'écriture ponctuée, malgré son immense supériorité tactile.

Du moment que notre écriture nous isole, il devient inutile de lui imposer les inconvénients de l'écriture usuelle. Barbier n'hésite pas : il jette l'orthographe par-

10

dessus bord, et, du coup, notre écriture devient beau
coup plus facile à apprendre, moins encombrante e
plus rapide.

Je sais parfaitement la résistance obstinée contr
laquelle se sont brisées les idées de Barbier sur l'or
thographe. Les aveugles ont la passion, le mot es
trop faible, ils ont l'obsession, de n'être différencié
des clairvoyants que par le plus petit nombre possibl
de circonstances, et tous ceux à qui j'en ai parlé con
sidèrent comme une injure personnelle l'idée qu'o:
pourrait ne pas enseigner l'orthographe aux jeune
aveugles. J'ai écouté leurs protestations avec le plu
grand soin, et les raisons qu'ils donnent ne m'ont pa
convaincu. Ils prétendent, ce qui est contraire à tout
vérité, que les personnes qui ne savent pas l'ortho
graphe sont exposées à faire des cuirs en parlant; il
disent qu'une pareille ignorance les met en état d'infé
riorité s'ils ont à fréquenter des personnes instruites
cela est encore inexact. Ils n'ont qu'à se taire si la
conversation vient à porter sur l'orthographe et per
sonne ne pourra deviner qu'ils l'ignorent.

La seule circonstance où l'ignorance de l'orthographe
chez un aveugle-né puisse se révéler aux clairvoyant
est celle où il écrirait en noir.

Je persiste donc à penser qu'il n'existe aucune raison
raisonnable pour enseigner l'orthographe, dans les pre
mières classes des institutions d'aveugles, à des enfants
qui ont tant d'autres choses à apprendre, tant de choses
que les clairvoyants apprennent sans y penser, tant de
choses qu'on ne leur enseigne pas, si bien qu'au sorti
de l'Institution, où leur éducation générale a été obs
truée par l'orthographe et la musique, ils sont tou
désemparés après avoir coûté au pays plus cher que
des licenciés ès-lettres ou ès-sciences. Je suis d'avis de
réserver l'étude de l'orthographe à l'élite, si peu nombreuse, de nos jeunes aveugles, assez doués pour

lire, malgré leur infirmité, des études secondaires ou
même supérieures, ou à ceux qui veulent se faire dactylographes. Par une circonstance inespérée, l'élite
dont je viens de parler trouverait dans l'emploi de la
phonographie, pendant l'enfance, une préparation parfaite à l'art de la sténographie, qui, pour les études
supérieures, lui rendrait de réels services.

Je crois que la raison commande de reprendre l'écriture ponctuée au moment où fut adoptée la cellule de
six points, et de marcher droit dans le chemin que
Barbier avait tracé, et dont se sont écartés successivement Braille avec son écriture orthographique, et Ballu
avec sa sténographie.

C'est peut-être plutôt au milieu ambiant qu'à Braille
lui-même, qu'il faut imputer l'abandon de la phonogra-
hie, tandis que c'est bien à lui qu'il faut attribuer le
mérite d'avoir pris pour les chiffres et pour l'alphabet
la ligne type de dix signes, tels que chacun, y compris
les trois premiers, reste lisible isolément, puisque les
trois signes flottants qu'il a choisis ne peuvent pas se
confondre entre eux. C'est une très heureuse combinaison, surtout pour la représentation des nombres, celle
qui a permis d'inscrire dans le carré supérieur dix
caractères impossibles à confondre. C'est probablement
la joie de cette trouvaille qui a conduit Braille à ne
mettre que dix colonnes dans son tableau alphabétique,
d'où l'inconvénient de laisser treize signes en dehors
de ce tableau, gaspillage que Barbier n'aurait pas com-
mis.

Une autre erreur de Braille fut, dans son respect de
l'ordre alphabétique traditionnel, de ne pas conserver
les dérivations logiques de Barbier, lequel a bien soin,
par exemple, de placer *de* sous *te* et *an* sous *a*. Ces
dérivations logiques ont le petit avantage de faciliter
l'étude du système et le grand mérite d'être profitables
à la lisibilité (voir page 108). Comme le fait justement

remarquer M. Dechaux, il est très avantageux que des signes peu différents représentent des sons analogues; c'est ce que M. de la Sizeranne a eu le grand mérite de faire pour l'abrégé orthographique, où *an* et *ar* rappellent *a*, où *in* procède d'*i*, etc. Au contraire, dans l'alphabet de Braille, il n'y a aucune parenté réelle entre les sons exprimés par la ligne type et ceux qui en dérivent. La manière de procéder de Braille, en raccourcissant la ligne type à dix signes au lieu de quinze et un blanc, et en introduisant une masse de lettres accentuées sans grande utilité pour le français et au détriment de l'application aux autres langues, a encombré son tableau en noir. Il est arrivé ainsi que la réduction du nombre des rectangles à cinquante et l'accumulation des lettres accentuées ont fermé la porte aux dérivations dont on verra plus loin la grande utilité.

Sonographie Braille. — Ce nom hybride (moitié latin et moitié grec) désigne un système hybride, à la fois alphabétique et phonographique, qui a été en usage pendant quelque temps à l'Institution de Paris. Il n'a guère laissé de traces que dans la mémoire de quelques aveugles. Je vais en donner, à titre documentaire, le tableau, tel que j'ai pu le recueillir. Je fais imprimer les signes de la phonographie en lettres italiques, il faut se figurer ces signes tracés en points du système Braille. Chacun de ces signes est suivi du signe =, puis du son ou des sons qu'il représente :

a = a, à. — *b* = be. — *c* = ce. — *d* = de. — *e* = é, ai, et. — *f* = fe. – *g* = gue. — *h* = tr. — *i* = i. — *j* = je. — *k* = pr. — *l* = le. — *m* = me. — *n* = ne. — *o* = o, au, ô. — *p* = pe. — *q* = que. — *r* = re. — *s* = se. *t* = te. — *u* = u. — *v* = v. — *x* = x. — *y* = our. — *z* = ze. — *ç* = ieu. — *é* = é. — *à* = or. — *è* = ais, es, ès. — *û* = oin. — *â* = an, en. — *ê* = in, ain. — *î* = on. —

ó = un. — ú = eu. — ë = ou. — ï = oi. — ü = ch. —
œ = gn. — w = ll. — *Numérique* = ui. — *Majuscule* =
ian. — *fin de vers* = ien. — *un* = ion.

Cette sonographie, que je viens de reproduire, sauf
erreur ou omission, est empirique et ne se prête pas à
la transformation en sténographie. Elle a été très justement abandonnée.

Au lieu de procéder comme on vient de le voir, il
eût été plus méthodique de retourner aux trente-six
articulations de Braille en conservant son tableau en
noir (p. 110), mais en remplaçant les deux files verticales par les combinaisons que peuvent donner nos
deux colonnes de trois points : par exemple, pour la
colonne de gauche, on eût pris, pour représenter les
nombres de 1 à 6, les six combinaisons : 1, 3, 1-2, 2-3,
1-3 et 1-2-3. Ces six combinaisons auraient servi à désigner les six lignes du tableau en noir de Barbier. Les
combinaisons similaires obtenues au moyen des points
4, 5 et 6 auraient désigné le rang de la colonne verti-
ticale. On aurait obtenu ainsi trente-six signes d'une
très bonne lisibilité (il suffit de les tracer pour s'en
convaincre) et faciles à former, car, dans ces combinaisons, les points 2 et 5 ne sont jamais employés sans
être accompagnés d'un autre point de la même colonne.

Pour plus de détails sur ce mode d'emploi de la
cellule rectangulaire, voir plus loin, page 198.

Abrégé orthographique. — La lenteur d'exécution
de l'écriture orthographique de Braille fit surgir en
outre de la sonographie ci-dessus mentionnée divers
abrégés, tous illogiques, puisqu'ils entamaient l'orthographe. Pour être conséquents avec eux-mêmes, les
aveugles devaient créer un abrégé orthographique, et
cette création récente, puisqu'elle ne remonte qu'à
1881, fut, en grande partie, l'œuvre de M. Maurice de

la Sizeranne et du Dr Armitage. Ces abrégés rem-
plissent le but modeste qu'on s'était proposé, qui est
d'écrire en économisant du temps et du papier, mais
sans entamer l'orthographe. Notons ce dernier point.
Voilà donc une écriture passablement rapide qui traîne
avec elle un bagage de lettres muettes.

Pour comprendre la genèse de l'abrégé orthographique, reproduisons ici le tableau alphabétique de
Braille, en ajoutant en dehors et à droite les treize
signes que la cellule peut fournir en plus des cinquante
compris dans le tableau.

Tableau en points des soixante-trois signes.

Voici le même tableau en noir, dans lequel les signes
que Braille n'emploie pas sont désignés par des lettres
grecques.

Tableau en noir des soixante-trois signes.

| a | b | c | d | e | f | g | h | i | j | α | β | γ |

| k | l | m | n | o | p | q | r | s | t | œ | ì | ' |

| u | v | x | y | z | ç | é | à | è | ù | numérique. | ò | — |

| à | ê | î | ô | û | ë | ï | ü | œ | w | ð | majuscule. | ɛ ξ |

| , | ; | : | . | ? | ! | « | ' | » | | | | |

La plupart des treize signes que Braille n'emploie pas sont des signes minces et des signes courts.

On appelle *signes minces*, ceux formés uniquement de points situés sur une même ligne verticale; c'est ainsi que le *b*, l'*l* et à plus forte raison l'*a* sont des signes minces, tandis que l'*c* et l'*i* ne sont pas qualifiés de minces. Le *c* est un signe court.

Les signes minces et les signes courts sont, pour ainsi dire, flottants dans la cellule, car la figure formée par les points qu'ils constituent a une signification différente, suivant qu'elle est placée à droite, à gauche, en haut ou en bas. Il est clair que ces signes ne sont pas reconnaissables entre eux quand ils sont isolés, et que, même dans le corps d'un mot, il peut y avoir un peu d'hésitation à les reconnaître.

Dans l'abrégé orthographique, on emploie les soixante-trois signes du tableau précédent.

Pour comprendre l'abrégé orthographique, considérons les tableaux suivants : dans le premier sont figurés, suivant l'expression anglaise, des *contractions*, c'est-à-dire des groupes de lettres qui correspondent, chacun à chacun, aux signes des tableaux précédents pages 174 et 175.

Tableau des contractions.

1re ligne.	.	.	.	.		.	.	.	.		bl	ar	eu
2e ligne.	au	.	.	.	.	.	.	.	.	.	em	ai	.
3e ligne.	.	.	.	.	.	.	. ch	. oi		ion	on	.
4e ligne.	.	.	.	.	.	pl gr ou	. om		ll	eur	or	ieu
5e ligne.	an br cr ien en	pr gn er in tr									

Au moyen de ce tableau nous allons écrire une phrase construite, il est vrai, pour contenir d'assez nombreuses abréviations. Au lieu de l'écrire en points au moyen du tableau de la page 174, nous l'écrirons en noir au moyen du tableau de la page 175.

Écrivons par exemple :

> *On arbora même sur le plus grand mât*
> *le drapeau tricolore bleu blanc et rouge,*

cela s'écrira :

> *ò ßbora mӕe sur le ёus ï, d mȧt*
> *le drapek ᵚicolεe αγ α,c et rüge*

Mais ce système laissait encore intacts un très grand nombre de mots. On imagina donc de représenter quarante-trois mots, choisis comme les plus usuels, chacun par un seul signe.

Je réunis ces abréviations dans le tableau suivant :

Tableau des mots abrégés.

re lig.	.	bien	ce	de	.	faire	qui	sur	il	je	. . .
2e lig.	au	le	me	ne	nous	par	que	rien	se	te	les ai la
3e lig.	un	vous	mais	.	elle	pour	quoi	.	sans	et	lui on celui
4e lig.	tout	même	cet	dans	est	plus	grand	ou	son	tous	. . . .
5e lig.	.	.	.	.	en	.	.	.	.	.	

En nous servant de ce dernier tableau, la phrase précédente devient :

ὸ βbora ĉ h l ë ï mát
l drapek »colɛc αγ α'c ù rüge

De plus, cent quarante-sept autres mots usuels sont représentés chacun par des groupes de deux signes. et enfin vingt et une locutions, telles que *au-contraire, c'est-à-dire,* sont représentées par des dispositifs spéciaux.

Tout cet immense effort d'ingéniosité réussit, nous l'avons déjà dit, à abréger l'écriture de *un quart* ou *un tiers*, mais sans aucun profit pour la rapidité de la lecture.

Ce système est jugé sévèrement par M. Ballu [1], qui dit que « c'est une misère greffée sur une iniquité, notre bizarre orthographe », jugement dont l'amertume s'explique puisqu'il émane de l'auteur d'une sténographie.

Si l'abrégé orthographique paraît rentrer dans notre programme, en diminuant le nombre des caractères,

1. *Compte rendu du Congrès de Bruxelles,* p. 152.

il n'atteint cependant pas le but que nous nous sommes proposé puisque, de l'avis presque unanime des intéressés, la lecture de l'abrégé n'est pas plus rapide que celle du toutes lettres. Cela tient probablement à l'introduction des signes minces et des signes courts pour représenter des groupes de lettres, d'où la nécessité de reconnaître très exatement ces signes de qualité inférieure. En conservant les signes de Braille pour les lettres les moins utiles et pour celles dont la confusion est le moins nuisible, les auteurs de l'abrégé se sont mis dans la nécessité d'attribuer des fonctions importantes aux signes dont Braille n'avait pas voulu pour son alphabet.

Si l'abrégé orthographique n'accélère pas la lecture, il en va tout autrement de l'écriture, qui devient d'autant plus rapide qu'elle emploie plus de signes minces et courts. Le signe constitué par un seul des six points est aussi avantageux à écrire pour l'écrivain qu'il est pernicieux pour le lecteur.

Sténographie du frère Isidore Clé. — Pour ceux dont la préoccupation, toute autre que la mienne, était de rendre l'écriture plus rapide, la tentation était grande d'abréger méthodiquement l'abrégé orthographique. C'est ce qu'a fait le frère Isidore Clé, avec un succès dont il a été lui-même consterné.

En effet, il enseigna sa sténographie dans la classe qu'il dirige avec autant d'intelligence que de dévouement, à Woluwe-Saint-Lambert, près de Bruxelles[1], et les enfants s'y mirent et s'y perfectionnèrent avec un tel plaisir qu'il devint très difficile de les contraindre à écrire leurs devoirs en abrégé orthographique. C'est la désolation, car c'est la perte de l'orthographe et, pour en arriver là, ce n'était pas la peine de passer

1. *Compte rendu du Congrès de Bruxelles*, p. 156.

par tant de détours au lieu de s'en tenir à une phonographie plus ou moins abrégée.

Dans l'état actuel des choses, car il est partisan de
la réforme orthographique la plus étendue à l'usage
des voyants, le frère Isidore Clé propose de cacher sa
sténographie aux élèves, mais d'en faire part aux
adultes dont l'orthographe est bien immuablement
solide. Son conseil me paraît excellent et cette sténographie me semble infiniment précieuse pour un très
petit nombre de jeunes gens qui, habitués à l'abrégé
orthographique, entreprennent de fortes études.

Remarquons que ce serait une entreprise folle de
vouloir apprendre d'emblée la sténographie Isidore Clé
sans être passé par l'orthographique et l'abrégé orthographique. Les renseignements font défaut sur la rapidité de lecture de cette sténographie et de la sténographie Ballu.

Sténographie Ballu. — Dans sa très ingénieuse sténographie, Ballu a eu le tort de ne pas tenir compte des
nécessités des langues étrangères. Il ne paraît pas
avoir connu les meilleurs systèmes de sténographie
en noir, et le principal avantage de son système
devient presque illusoire depuis l'invention de la machine Hall.

Ballu eut la pensée toute naturelle de représenter les
lettres les plus fréquentes par les signes les plus simples,
c'est-à-dire formés du plus petit nombre de points
possible.

Malgré l'introduction de la machine Hall cet avantage subsiste encore quand l'aveugle, réduit au poinçon,
veut prendre des notes à un cours. On m'assure que la
lisibilité de cette sténographie est assez bonne.

La fréquence des diverses lettres et contractions étant
loin d'être la même dans toutes les langues, les étrangers n'ont pas pu songer à adopter le système Ballu, qui

n'est appliqué que par M. de la Sizeranne et les aveugles de son entourage immédiat.

La sténographie Ballu, purement empirique, est si difficile à retenir, que des aveugles qui l'ont sue ont absolument renoncé à son emploi.

Utilité de la sténographie pour les aveugles. —

Avant d'aller plus loin, il est nécessaire de bien définir la nature des services que les aveugles peuvent attendre de la sténographie. Il est présumable qu'ils ne deviendront pas aisément des sténographes professionnels, car il leur est difficile de percevoir les circonstances extérieures qui constituent une partie importante des discussions que le sténographe recueille sur le papier. D'autre part, l'aveugle ne peut pas transcrire rapidement en dactylographie des notes prises en sténographie ponctuée, cette transcription exigeant, au minimum, l'emploi de trois mains. Il est vrai que, le plus souvent, les sténographes professionnels dictent la transcription à un dactylographe, et rien n'empêche un sténographe aveugle de procéder de même. On conçoit donc parfaitement l'association de deux aveugles pour faire de la sténographie et pour la transcrire.

Pour les aveugles, la principale utilité de la sténographie est, d'une part, de rendre plus rapides les correspondances entre aveugles sachant une même sténographie, ainsi que cela se pratique entre M. de la Sizeranne et quelques autres adeptes de la sténographie Ballu, et d'autre part, de permettre à quelques étudiants de prendre des notes en suivant des cours. Or, si l'étudiant est astreint à copier ces notes après coup, pour les conserver plus lisibles qu'en sténographie, le but est complètement manqué, car ce serait un travail supplémentaire formidable, celui qui consisterait à transcrire la sténographie. Pour l'étudiant, il suffit d'avoir une sténographie dont la vitesse soit au moins égale à celle de l'écriture ordinaire des clairvoyants, et qui soit facilement lisible. Quoi qu'en ait dit M. Grosselin, je pense qu'il est sans intérêt pratique d'établir une identité entre la sténographie en points et un système quelconque de sténographie en noir, cette identité ne pouvant présenter d'utilité que dans le cas tout à fait invraisemblable où un aveugle voudrait correspondre en sténographie avec un sténographe clairvoyant qui se serait assimilé les signes de Braille. C'est pourquoi je ne craindrai pas de m'écarter de la sténographie Aimé-Pàris que je prendrai d'abord pour modèle.

J'ai dit que nous avons à nous lamenter de la lenteur du Braille, c'est bien moins pour l'écriture que pour la lecture. Pour s'en convaincre, il suffit d'examiner avec attention les nombres consignés à la page 104, et je me figure difficilement un étudiant qui ne ferait pas usage chez lui de la machine Hall (voy. page 98) pour prendre des notes d'après des lectures qu'on lui fait, ou pour rédiger un brouillon. De plus, comme rien n'empêche d'employer la machine pour écrire en abrégé ou en sténographie, on voit que le problème d'une écriture en relief suffisamment rapide est amplement résolu.

J'ai montré qu'il en était tout autrement de la lecture. On a vu que la lecture de l'abrégé orthographique n'est pas plus rapide que celle de l'écriture en toutes lettres. Cela tient, en partie, à la multiplicité des signes minces.

D'autre part, la lecture de l'écriture en toutes lettres, se fait en escamotant un grand nombre de signes qu'on devine en se laissant conduire par le sens, par les premières lettres des mots et par leur longueur. Cela est tellement vrai qu'un lecteur exercé laisse passer inaperçues un nombre énorme de fautes d'écriture, si

11

elles ne sont pas placées au commencement des mots
Un lecteur extrêmement rapide, M. Desagher, me di
que, lorsque dans un numéro de la *Revue Braille* i
met les doigts sur l'erratum du numéro précédent
il est surpris de n'avoir remarqué, lors de la lecture
aucune des fautes signalées dans l'erratum. Ce mode
de divination qui accélère la lecture du *toutes lettres*
n'existe que dans une mesure beaucoup moindre pour
celle de l'abrégé, car il arrive à l'écrivain de l'abrégé
de ne pas employer avec une constance parfaite la
totalité des abréviations, d'où une longueur variable
pour les mots.

Si l'on veut qu'une sténographie soit lisible, il faut
bien se garder de réserver les signes minces pour les
sons plus fréquents, il faudrait plutôt faire le contraire.

Bien que l'économie de papier et la diminution de
volume et de poids de nos écrits soient, en matière de
sténographie, une question secondaire, il n'en est pas
moins à remarquer que, sous ces rapports, on n'obtient rien par la diminution du nombre des points
employés : il n'y a économie de papier que s'il y a diminution du nombre des signes. Cette considération
prendrait de l'importance si l'on venait à faire usage de
la sténographie pour les livres imprimés.

D'autre part, l'accumulation excessive du nombre des
points ne me paraît pas favorable au toucher; je ne
distingue pas aisément, dans un nom propre, plusieurs
lettres composées chacune de plus de quatre points
placées les unes à la suite des autres : c'est pourquoi
je pense qu'il serait bon d'aboutir à une sténographie
où les signes les plus fréquents ne comporteront jamais plus de quatre points.

Je ne saurais trop le répéter, la lenteur du Braille
éclate surtout quand il s'agit de lire. Cela est tellement
vrai que M. Lorin, ancien ingénieur des télégraphes,
aveugle depuis plusieurs années, et pratiquant le Braille

endant bien des heures par jour, recevant, en ma
résence, une lettre en abrégé orthographique, s'en
st fait donner lecture par une personne de sa famille,
our me faire moins attendre. Dans le même ordre
'idées, M. Villey, qui, quoique aveugle, a subi avec
uccès l'examen d'entrée à l'École normale supérieure,
ï'a avoué son embarras quand il doit traduire à haute
oix un texte : il ne lui est pas possible d'aller chercher
ssez vite, à la fin de la phrase, le verbe à employer
ans la phrase française correspondante.

A ces deux exemples d'aveugles éminents, familia-
isés depuis longtemps avec l'écriture Braille, je me
ontenterai, pour ne pas allonger la liste, d'ajouter seu-
ement les noms de M. Léon, reçu agrégé d'histoire à
i Faculté de Bordeaux, et de MM. Monnier et Rigen-
ach, déjà cités. Tous souffrent de la lenteur de lecture
u Braille dont l'utilité est encore diminuée par ce fait,
ue les ouvrages dont ils ont besoin pour leurs études
'existent pas en écriture ponctuée.

En 1902, au Congrès de Bruxelles, M. Monnier a
emandé qu'on mît à l'étude une sténographie inter-
ationale à l'usage des aveugles. Cette proposition porte
n elle-même la preuve que la sténographie désirée par
es intellectuels devrait être facilement lisible, non seu-
ement pour celui qui l'a tracée, mais pour tous les
veugles doués d'une instruction étendue.

J'espère que ce desideratum sera pris en considéra-
on par l'homme de France qui est le plus au courant
es choses de la sténographie ponctuée, j'ai nommé
l. Dechaux, de Montluçon, qui, avant de perdre la
ue, connaissait la sténographie Duployé, et qui, depuis,
près avoir étudié à fond la sténographie et l'écriture
apide de Ballu, la sténographie Flageul, dérivée du
uployé, la sténographie pratiquée en Belgique par
abbé Isidore Clé et la sténographie Prévost-Delaunay,
onsacre toute son ingéniosité à la construction d'une

sténographie qu'il a la sagesse de perfectionner patiem
ment avant de la proposer au jugement des personnes
compétentes.

A mon avis, dans le choix des caractères sténogra
phiques, il convient de tenir le plus grand compte
des besoins de la phonographie; il me semble que
réciproquement, l'adoption d'un système phonogra
phique doit être subordonnée, dans une certaine me
sure, à la transformation de ce système en sténogra
phie. Je dis « dans une certaine mesure », car il serai
fâcheux que la considération d'une sténographie rapide
dont les adeptes seront toujours en nombre infime
nuisît à la bonne ordonnance d'une phonographie des
tinée à l'immense majorité des aveugles.

Sténographie en noir. — D'une enquête à laquell
je me suis livré sur les divers systèmes de sténographi
en noir, il ressort tout d'abord que nous ne pourron
faire usage des systèmes tels que celui de Prévost mo
difié par Delaunay, où le phonétisme est supprim
dès la première leçon. Parmi les sténographies phoné
tiques, l'une des meilleures est celle d'Aimé-Pâris. Ell
lutte de vitesse avec celle de Prévost-Delaunay et ell
a l'immense supériorité d'être beaucoup plus facile
apprendre. Elle est applicable à toutes les langue
européennes et, ce qui est pour nous le point essentie
sa structure consiste en une phonographie transfor
mable en sténographie : en d'autres termes, dans c
système, l'élève apprend d'abord une sténographi
élémentaire qui est une pure phonographie.

L'abbé Duployé, dont la méthode est plus générale
ment connue, n'a guère fait que modifier les signe
graphiques d'Aimé-Pâris, si bien que, transcrites e
points, les sténographies élémentaires **Aimé-Pâris** e
Duployé sont à peu près identiques.

Tandis que les groupes Duployé ont formé des mil

liers d'élèves, les adeptes de la méthode Aimé-Pâris se sont exercés les uns les autres, pour ainsi dire dans l'intimité, ce qui ne les a pas empêchés d'avoir un grand nombre de candidats admis dans les concours par lesquels se recrutent les grands services parementaires.

J'ai donc cru bien faire en prenant pour base deux petits livres de MM. L. P. et Eugène Guénin [1].

Je renvoie à ces livres les personnes qui trouveraient insuffisantes les explications qui vont suivre. Je renvoie également aux publications des successeurs de Duployé (150, boulevard Saint-Germain, à Paris).

A la base de la sténographie, on rencontre deux éléments : le graphisme et le système des abréviations.

Le graphisme consiste à remplacer les lettres usuelles par des signes plus simples, et l'illustre Conen de Prépéan a fait choix de lignes droites et courbes diversement inclinées, pour représenter les consonnes, et de petites lignes courbes pour écrire les voyelles. Mais comme le nombre des positions des lignes longues était inférieur aux besoins, il a fait une classification des consonnes et des voyelles en principales et secondaires.

Prenons par exemple les consonnes dures :

te, che, ke, fe, pe et se.

Elles ont pour analogues les douces :

de, je, gue, ve, be et ze.

Dans Conen de Prépéan, ces dernières six consonnes

---

1. L.-P. Guénin. *Cours de sténographie française.* Delagrave. Paris.
Eugène Guénin. *Leçons pratiques de sténographie.* Prud'homme. Paris, 1902.

sont représentées par les mêmes traits que les six premières. Elles s'en différencient par un petit trait trans-
versal surajouté, qui porte le nom de *sécante*, et qui,
exigeant une levée du crayon, ralentit considérable-
ment l'écriture. Dans la rapidité, le sténographe supprime les sécantes, ce qui ne nuit guère à la lisibilité,
car, en gros, la sténographie s'écarte de la phonographie en exprimant des mots estropiés par des vices de
prononciation ; au lieu, par exemple, de : « Dites bonjour à Jean », le sténographe aura écrit : « Tites pon-
chour à Chan ».

Il existe aussi, dans la sténographie élémentaire,
pour exprimer les sons nasalés, tels que *an*, *in*, etc.,
des signes modificateurs des voyelles, jouant un rôle
analogue aux sécantes, et qu'on supprime dans la
sténographie rapide.

Outre l'augmentation de vitesse résultant de la subs-
titution de signes simples aux signes usuels de l'alphabet, la sténographie obtient une augmentation de
rapidité par la suppression de voyelles dans certains
cas, et surtout de toutes les lettres muettes, ce qui,
principalement pour la langue française, constitue une
abréviation considérable.

Enfin, et en dernier lieu, des conventions permettent
de remplacer des groupes de sons ou des mots entiers
par des signes conventionnels ou sigles.

On voit que la sténographie élémentaire est une
phonographie fondée sur ce principe : « A chaque son
correspond un signe, toujours le même. » On conçoit
donc que, pour les enfants et, en général, pour les illettrés, la sténographie élémentaire est bien plus facile à
apprendre que l'écriture ordinaire, et on comprend
d'autre part que ceux qui ont appris cette sténographie avec ses signes tels que les sécantes, l'eussent-ils
laissée de côté pendant leurs études d'orthographe et
de grammaire, n'auront pas un bien grand effort à

faire quand ils voudront, par la suppression des sécantes et l'emploi de signes additionnels, acquérir la
pratique d'une sténographie rapide.

Ce que je viens de dire n'est pas une simple vue de
l'esprit.

M. Robin, ainsi qu'on l'a vu plus haut, alors qu'il
était directeur de l'orphelinat Prévost, à Cempuis, a
trouvé très avantageux d'enseigner aux enfants la sténographie Aimé-Pàris avant la lecture et l'écriture or-
dinaires. D'après son expérience, cette sténographie
logique et simple était apprise par les jeunes enfants
avec une merveilleuse rapidité. Elle servait ensuite
d'instrument pour l'étude de l'écriture et de l'orthographe. Au lieu de faire des dictées, le maître écrivait
au tableau, en sténographie, le texte des devoirs que
les élèves avaient à transcrire en écriture ordinaire, et
ce détour apparent, loin d'allonger le temps des premières études, avait pour conséquence heureuse de
l'abréger. C'est comme pour l'enseignement de la musique, où la lecture sur la portée est apprise bien plus
vite et plus facilement, si elle est précédée de l'acquisition de la lecture musicale en chiffres, par la méthode
Galin-Pàris-Chevé.

Disons-le en passant, le Pàris de cette méthode musicale est le même Aimé-Pàris dont il a été question
dans ce chapitre, et aussi plus haut, dans le chapitre
consacré à la mnémotechnie. C'était un vieillard quand
j'ai suivi quelques-unes de ses leçons vers 1865. Il est
donc présumable que, dans sa jeunesse, il a eu connaissance des travaux de Barbier, car la similitude de
certaines idées de ces deux hommes éminents ne peut
guère être le résultat du hasard.

Il va sans dire que cette phonographie est loin de
donner toutes les nuances de prononciation; par
exemple il n'est fait aucune différence entre l'o et ó. Si
je suis bien informé, d'après les travaux de M. Passy,

un tableau phonographique complet comporterait plus de cent cinquante signes.

Je commence par transcrire, à l'ordre près, les articulations d'Aimé-Pâris telles qu'il les a combinées pour le français, en mettant les dérivés sous sa ligne type. Je transcris au-dessous les récapitulations analogues dressées pour plusieurs langues par les élèves d'Aimé-Pâris.

Cela donne le tableau suivant :

Tableau de la sténographie Aimé-Pâris.

Français.

te	ne	me re	le	se	ke	fe	pe	a	é	i	o	ou	u	eu
de	gne		lle	ze	gue	ve	be	an	in		on			un
				che										
				je										

Allemand [1].

te	ne	me re	le	se	ke	fe	pe	a	é	i	· o	ou	u	eu
de				ze	gue	ve	be	ang		ing	ong	oung		
				che										

Anglais [2].

te	ne	me re	le	se	ke	fe	pe	a	é	i	o	ou		eu
de				ze	gue	ve	be							ung
th				che										
				je										

Italien [3].

te	ne	me re	le	se	ke	fe	pe	a	é	i	o	ou
de	gne		gl	tche	gue	ve	be					

1. Le disciple d'Aimé Pâris introduit en allemand un signe supplémentaire pour l'*h* aspiré. — Liste des mots allemands pour préciser les prononciations ci-dessus : *T*asse, *d*ie ; *n*ein ; *M*utter ; *R*abe ; *L*and ; *d*as, *s*o ; *K*ind, *g*eben, i*ch* ;

Pour l'esperanto la sténographie est plus difficilement applicable, en ce sens que les abréviations sténographiques présupposent chez le lecteur une connaissance imperturbable de la langue, dont il faut rétablir la prononciation malgré les mutilations que comporte la sténographie rapide.

L'adoption d'une même sténographie phonétique pour plusieurs langues présente cette qualité précieuse que l'étudiant, livré à lui-même, lorsqu'il aura appris une langue étrangère, ne tombera pas dans les bizarreries de prononciation qui font dire à un Français *Sakespéare* au lieu de *Chékspir*, *Jentleman ridé* pour *Djentlemène raïdère*, ou qui conduisent un Anglais, comme je l'ai entendu, à prononcer : *Honai soit coui mel aï pennce*, au lieu de la devise *Honni soit qui mal y pense*.

Adaptation de la sténographie Aimé-Pâris. — Pour faire une phonographie ponctuée, transformable en sténographie, nous pouvons former notre première ligne, *la ligne type*, au moyen des quinze combinaisons que fournissent les points 1, 2, 4 et 5.

Pour former cette ligne type, j'inscris d'abord les dix signes de la ligne type de Braille, et, à la suite, les cinq signes minces non encore employés qu'on peut faire dans le carré supérieur et qui sont les combinaisons

Vater, Wasser; *Papier, Birne*; *arm. lang*; *Leben*; *Titel*. *Häring*; *Ohr. Onkel*: *du. Zeitung*; *Kühe*; *böse*.

2. Liste des mots anglais pour préciser la prononciation ci-dessus : *Tie. do. think*; *neat*; *meal*; *very*; *lead*; *so, easy*. *she, pleasure*; *can, give*; *fee, have*; *pan, bear*; *last, bread*; *people*; *door*; *proof*.

3. Liste des mots italiens pour préciser la prononciation ci-dessus : *Tavola. danza*; *niente, montagna*; *madre*; *carta*; *lingua, figlio*; *sicuro, scena*; *capello, gola*; *fratello, vacca*; *padre, bambino*; *cara*; *che*; *ira*; *sole*; *chiuso*.

11.

4-5, 2, 4, 2-5 et 5. Ajoutant sous cette ligne les trois
lignes dérivées que peut fournir, comme dans le
tableau de Braille, l'addition des points 3 et 6, j'obtiens
un tableau complet des soixante-trois signes que peut
fournir la cellule rectangulaire.

Voici ce tableau :

Tableau des soixante-trois signes en quatre lignes.

Il va sans dire que les signes perdent leur signification usuelle, à l'exception de la signification numérique
des dix premiers.

On remarquera que notre ligne type ne contient que
quinze signes, alors que la ligne type d'Aimé-Pâris en
contient seize (voir le tableau de la page 188).

Sur ce même tableau de la page 188 nous voyons par
un simple coup d'œil une accumulation de signes
dérivés dans la sixième colonne pour le français et
pour l'anglais : il est donc désirable d'introduire pour
les articulations de consonnes une dixième colonne,
qui, au surplus, paraît nécessaire pour l'esperanto. En
d'autres termes l'emploi de dix consonnes primitives
présente cet avantage que les consonnes dérivées

peuvent toutes être tracées en ne faisant usage que de
la seconde ligne.

D'autre part l'utilité de sept colonnes pour les
voyelles n'existe guère que pour le français et pour
l'allemand; les intérêts d'une phonographie internationale, qui doit être faite de concessions réciproques,
sembleraient donc nous amener à prendre dix colonnes
pour les consonnes et à nous contenter de cinq colonnes pour les voyelles : c'est ce que nous ferons.

Avant de prendre, avec Duployé, dix consonnes types
au lieu de neuf que prenait Aimé-Pâris, j'ai voulu
consulter M. Guénin, sténographe reviseur au Sénat,
et conservateur attitré et compétent de la tradition
Aimé-Pâris. M. Guénin m'a dit que c'était pour des raisons de graphisme qu'Aimé-Pâris n'avait pris que neuf
signes types pour représenter les consonnes. Cette
raison n'existant pas pour nous, le respect du maître
ne nous interdit pas d'employer les dix premiers signes
de notre ligne type pour représenter des consonnes.

Comme je ne vois aucune autre raison importante
pour décider de l'ordre des articulations, il m'a paru
intéressant d'adopter l'ordre employé par la mnémotechnie Aimé-Pâris, ce qui présente les plus grands
avantages pour ceux qui voudront pratiquer cette mnémotechnie. Pour que ces signes concordent avec l'ac-
ception numérique à laquelle tous les aveugles sont
habitués, je mets en dernier le zéro de la mnémotechnie, et les dix premiers signes de la ligne type se
trouvent représenter les articulations :

te ne me re le che que fe pe se

S'il ne nous reste que cinq signes pour les voyelles, il
faut bien nous en consoler.

Nous inscrivons les voyelles principales dans l'ordre

a e i o ou

Le choix de la lettre ou comme voyelle principale au

lieu de *u* est dicté par la circonstance que l'*u* manque
dans un certain nombre de langues, et le passage du
son *e* ou *eu* à l'état de dérivé aura peu d'inconvénient,
si l'on remarque que dans les tableaux de la sténographie Aimé-Pâris en différentes langues, ce son *eu*
n'avait pas de dérivés. De plus, si les signes formés de
deux points ont été choisis de préférence pour l'*a* et
pour l'*o*, c'est parce que, toujours d'après M. Guénin,
ce sont ces deux voyelles qu'il importe principalement de rendre facilement reconnaissables.

On remarquera encore que si, pour les voyelles, nous
avons exclusivement employé des signes minces, c'est
parce que la lecture exacte des voyelles présente un
degré d'importance secondaire, à tel point que, surtout en Angleterre, certains sténographes négligent
absolument de les écrire. On peut en faire l'expérience : que, dans une phrase, on remplace toutes les
voyelles par un signe toujours le même, un *x* par
exemple, il sera généralement possible de deviner le
sens de la phrase, tandis que la même expérience,
faite en remplaçant les consonnes par des *x*, donnerait
un texte moins intelligible.

Ecrivons par exemple :

donnerait un texte absolument inintelligible.

En remplaçant les voyelles par des *x* nous aurons :

dxnnxrxxt xn txxtx xbsxlxmxnt xnxntxllxgxblx

En remplaçant les consonnes par des *x* nous aurons :

xoxxexaix ux xexxe axxoxuxexx ixixxexxixixxe

Voici, d'après les indications qui précèdent, le tableau
en noir des phonographies en diverses langues y compris l'esperanto :

Tableau de la sténographie Aimé-Pâris modifiée.

Français.

te	ne	me	re	le	che	ke	fe	pe	se	a	é	i	o	ou
de	gne			lle	je	gue	ve	be	ze	an	eu	in	on	u
					se						è	un		
					ze									

Allemand.

te	ne	me	re	le	che	ke	fe	pe	se	a	é	i	o	ou
de				ye	ich	gue	ve	be	ze	ang	eu	ing	ong	u
				ach						äng			oung	
													üng	

Anglais.

te	ne	me	re	le	che	ke	fe	pe	se	a	é	i	o	ou
de				ye	je	gue	ve	be	ze		eu	ing	ong	oung
th ing)											eung			
th us)											äng			

Italien.

te	ne	me	re	le	che	ke	fe	pe	se	a	é	i	o	ou
de	gne			ye		gue	ve	be						

Esperanto.

te	ne	me	re	le	che	ke	fe	pe	se	a	é	i	o	ou
de				ye	je	gue	ve	be	ze					ou bref.

On voit que, pour faire une phonographie complète,
c'est à peine si, dans certaines langues, nous avons
pris quelques signes en dehors des deux premières
lignes, et qu'un certain nombre de places restent disponibles dans la seconde.

Je donnerai seulement deux exemples d'utilisation
des deux dernières lignes de ce tableau.

Supposons qu'on écrive au moyen des signes de la

première ligne. Les lettres les plus fréquentes étant *r* en français et *n* en esperanto, on pourra décider que l'addition du point 3 représente la lettre *r* et celle du point 4 la lettre *n*; on obtiendra, par cette transformation, une abréviation très considérable, analogue d'ailleurs à ce que les sténographes appellent l'emploi des signes métagraphiques.

Il nous reste donc, dans toutes les langues, plus de la moitié des signes du tableau disponibles soit pour représenter des ponctuations, soit pour des abréviations.

L'étude de la sténographie en partant de la phonographie se fera en deux temps. — Le premier s'accomplira pour ainsi dire automatiquement par le seul fait de lire de la phonographie, car cette lecture se fera bientôt en ne tenant pas compte des impressions fournies par les points 3 et 6. Bientôt même, celui qui écrira de la phonographie pour son propre usage sera conduit à économiser son temps en ne poinçonnant que les points 1, 2, 4 et 5; ce système permet déjà d'employer un nombre de signes moindres que ceux nécessités par l'abrégé orthographique. — Le second temps, réservé à un petit nombre d'adeptes, sera l'étude des abréviations.

C'est pour rendre plus forte encore la tentation de n'employer que les signes de la première ligne que j'ai fait usage de deux points, et non pas d'un seul pour caractériser la seconde ligne. J'y trouve également l'avantage que les signes abréviatifs ne comporteront généralement qu'un seul des points 3 et 6.

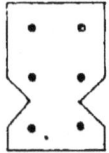

On pourrait en outre remplacer le rectangle par une fenêtre de forme plus compliquée. Le haut, servant à piquer les points 1, 2, 4 et 5, serait un carré dont le côté inférieur serait ouvert en son milieu pour permettre au poinçon d'aller marquer, sans quitter le papier, les points 3 et 6 dans les

deux angles aigus situés à droite et à gauche du trapèze·
qui formerait la partie inférieure de la fenêtre. Par ce
moyen on ralentirait le tracé des points 3 et 6, mais on
rendrait plus rapide et plus exact celui des points 2 et 5
qui sont les rémoras des sténographies et des abrégés
connus jusqu'ici.

Si on imprimait de la phonographie, il y aurait peut-
être lieu de tenir compte des indications données plus
haut (page 165) relativement à l'impression de la typographie, et de remplacer notamment les points additionnels 3 et 6 par une petite ligne droite.

Il est bien entendu que tout ce qui vient d'être dit sur
l'adaptation de la sténographie Aimé-Pàris n'est qu'une
vue de l'esprit et n'a été exposé que pour servir de base
de discussion. Dans le tableau en points précédent
(page 190), l'ordre des signes n'est pas méthodique, à
cause du soin qui a été mis à conserver inaltérée la
série des dix premiers signes de Braille.

Personne plus que moi n'est convaincu de l'imperfection de l'adaptation qui vient d'être exposée, particulièrement au point de vue graphique. C'est pourquoi
j'ai demandé à M. Depoin de combiner, à son tour, une
adaptation du système Duployé. Il m'a remis la note
ci-après :

**Adaptation de la sténographie Duployé par M. De-
poin.** — L'ordre de classement des signes adopté par
Braille n'étant ni rationnel ni mnémotechnique, il y
a lieu d'en adopter un autre. On doit envisager la
facilité d'acquisition du système à adopter, pour les
clairvoyants comme pour les aveugles. La meilleure méthode semble être de classer les signes par
ordre de complication, en allant du simple au composé.

Voyelles. — Les voyelles doivent se placer les premières, car philologiquement elles précèdent les con-

sonnes et peuvent se prononcer seules. Il y a donc lieu d'affecter aux voyelles les points simples du carré supérieur de la cellule. Le point 1 donnera *a*. Le point 2 donnera *i*. Le point 4 donnera *o*. Le point 5 donnera *ou*. Ces quatre points réunis donneront *é*.

La fréquence de cette dernière voyelle et son importance pour préciser les participes et les infinitifs de la première conjugaison justifient l'emploi des 4 points 1, 2, 4, 5 en raison de la clarté qu'ils jetteront dans le texte qui se présentera sous les doigts de l'aveugle. Dans cette disposition de l'alphabet, il reste disponible les groupes de points 4-5 (verticale) et 2-5 (horizontale).

Le second groupe sera naturellement affecté au *th* anglais, qui présente des analogies suffisantes avec le son *te*. Le groupe vertical 4-5 servira utilement de signe de ponctuation.

Nasales. — Les points 3 et 6, réunis, affectés aux voyelles formées d'un point unique, indiqueront le son nasal. Les combinaisons 1-3-6 donneront *an*; 2-3-6 *in*; 4-3-6 *on*; 5-3-6 *un*.

Son eu. — La voyelle *eu* se distinguera du son *é* par l'adjonction des points 3 et 6. Les six points de la cellule seront ainsi affectés au son *eu*.

Consonnes. — Le groupe 1-2 donnera *pe* (verticale); 1-4 *te* (horizontale); 1-5 *fe* (oblique); et 2-4 *ke* (oblique).

Ces quatre consonnes forment un groupe spécial. Elles s'unissent aux sons *re* et *le* sous forme de symphones, d'une manière fréquente. Il n'en est pas de même du groupe suivant. Le groupe 1-2-4 donnera *me*; 1-2-5 *ne*; 1-4-5 *che*; 2-4-5 *se*. Le point 3 est réservé à la consonne *r*, le point 6 à la consonne *l*.

Symphones sonographiques. — On ajoute dans la même cellule les points 3 ou 6 aux voyelles ou aux consonnes qui sont suivies des liquides *r* ou *l*. Si le son *le* suit immédiatement *re*, il se trace dans la cellule suivante, isolément. Il en est de même pour *le* ou *re* initial et pour *le* isolé. Les points 3 et 6 tracés dans la même cellule, sans aucun autre signe, donnent les deux premières syllabes des mots *relever*, *relevailles*, etc... Partout ailleurs, les points 3 et 6 tracés seuls donnent le son mouillé *ll*.

Distinction des consonnes fortes ou faibles. — Les points 3 et 6 joints aux consonnes leur donnent une prononciation adoucie. Ainsi : 1-2-3-6 se lira *be*; 1-3-4-6 *de*; 1-3-5-6 *ve*; 2-3-4-6 *gue*; 1-2-3-5-6 *gne*; 1-3-4-5-6 *je*; et 2-3-4-5-6 *ze*.

Métagraphie. — 1) Extension des symphones de *r* et *l* à tous les cas où ces consonnes liquides sont reliées à la consonne qui les précède ou à celle qui les suit par des voyelles intercalaires.

2) Pour les consonnes du deuxième groupe (*n*, *ch*, *s* dont il est inutile de préciser le degré de force, et *m* qui n'a pas de son doux), l'emploi des points 3 et 6 donnera les symphones de *s*. Ainsi les groupes 1-2-4-3-6 se liront *me*, *se*; 1-2-5-3-6 *ne*, *se*; 1-4-5-3-6 *che*, *se*; 2-4-5-3-6 *se*, *se*.

3) Comme, en métagraphie, il est inutile de distinguer les voyelles-racines de leurs flexions nasales, l'extension du paragraphe 1) ci-dessus rendant inutile le tracé des voyelles *dans le corps des mots* toutes les fois qu'elles sont suivies de *l* ou de *r*, la présence du point 3 après une voyelle indiquera qu'elle est suivie de la consonne *de*, et la présence du point 6 qu'elle est suivie de la consonne *te*.

Dans le cas où ces voyelles ainsi complétées métagraphiquement ne termineraient pas le mot, la voyelle qui suivrait *de* ou *te* serait omise[1].

---

1. M. Depoin n'a pas pu tenir compte des nécessités graphiques : ce sera l'affaire des sténographes aveugles. Il est certain aussi que son tableau des soixante-trois signes est

Sténographies étrangères. — Ici devrait se placer la description des sténographies étrangères, que j'ignore et dont la connaissance est indispensable pour l'édification d'une phonographie internationale. Je signale cette importante lacune aux collègues qui m'ont manifesté le désir de traduire mon travail. La *Kurzschrift*, adoptée par les Allemands dans leurs congrès, m'est signalée comme bien conçue et adaptable à d'autres langues.

Modification et extension de la phonographie Barbier. — Remplaçons purement et simplement les deux files de points, dont Barbier fait usage, par les deux colonnes des caractères Braille. Les trois points 1, 2 et 3 de Braille, soit isolés, soit combinés, peuvent fournir sept caractères, à savoir : 1, 2, 3, 1-2, 2-3, 1-3 et 1-2-3. Parmi ces sept caractères, négligeons le second formé par le point 2, comme plus difficile à piquer rapidement au poinçon ; nous pouvons exprimer les nombres :

un   deux   trois   quatre   cinq et six

respectivement par les points :

1   3   1-2   2-3   1-3   1-2-3

Nous pouvons procéder exactement de même avec les trois points de la colonne de droite, et alors, au lieu de six points de haut, l'écriture phonographique,

arbitraire, mais il a le grand mérite d'être extrêmement facile à retenir, qualité précieuse pour l'enseignement, précieuse aussi pour la communication entre aveugles et clairvoyants.

n'en comptera que trois. Sa lecture au doigt sera donc plus aisée, mais son apprentissage demanderait quelques minutes de plus, à savoir le temps nécessaire pour s'assimiler la représentation ci-dessus des six premiers nombres au moyen de trois points. La phrase de Barbier, de la page 108, s'écrira :

```
L    è    ch  o   z      u   t   i   l     n       s   o   r   è

11  11         11  1 1    1       1  11    11      1  11  1  11
     2       22   2  2 2    2   2          2      22   2   2  2
3    3       33       3    3  33  3 3       3      33      33  3


     è   t   r      t   r   o      s  in  p   l

     11      1      1   11         1      1  11
      2   2   2      2   2   2      22     2
      3  33  33     33  33          33  33  3   3
```

On voit que la phonographie Barbier, réduite à trois points de haut, donne une écriture au moins aussi concise que l'abrégé orthographique, et plus nette sous le doigt, puisqu'elle n'emploie pas un seul signe mince.

Proposons-nous maintenant d'étendre le cadre de cette phonographie pour la rendre transformable en sténographie. Si nous voulons utiliser toutes les ressources de notre cellule, nous remarquerons que la colonne de trois points peut fournir huit signes, si outre les sept combinaisons des trois points, nous comptons l'absence de point pour un signe. Nous retombons nécessairement sur 63 combinaisons. Désignons respectivement par 0, 1, 2, 3, 4, 5, 6 et 7 les combinaisons minces de gauche et les combinaisons minces de droite sans rien préjuger encore de la nature de la combinaison de points qui sera désignée par un de ces huit chiffres, nous sommes contraints de dresser le tableau carré suivant. Je dis contraints, car ce tableau n'a rien d'arbitraire : il résulte de la position de la question.

Tableau carré théorique.

0	0-1	0-2	0-3	0-4	0-5	0-6	0-7
1-0	1-1	1-2	1-3	1-4	1-5	1-6	1-7
2-0	2-1	2-2	2-3	2-4	2-5	2-6	2-7
3-0	3-1	3-2	3-3	3-4	3-5	3-6	3-7
4-0	4-1	4-2	4-3	4-4	4-5	4-6	4-7
5-0	5-1	5-2	5-3	5-4	5-5	5-6	5-7
6-0	6-1	6-2	6-3	6-4	6-5	6-6	6-7
7-0	7-1	7-2	7-3	7-4	7-5	7-6	7-7

Ce tableau théorique peut donner naissance à un nombre immense de tableaux en points, suivant les combinaisons de points qu'on aura choisies pour représenter respectivement les nombres 1, 2, 3, 4, 5, 6 et 7. On n'est même pas obligé de représenter par la même combinaison de points les sept chiffres de la première colonne et les sept chiffres de la première ligne, et ce choix, qui est une affaire de graphisme, ne saurait être fait judicieusement que par la collaboration de sténographes, de polyglottes et d'aveugles. Il est donc bien entendu que les tableaux en points qui suivent ne sont donnés qu'à titre d'exemples.

Continuant à suivre la méthode de Barbier, nous aurons à dresser des tableaux en noir, que l'élève devra apprendre par cœur et qu'il importe, par conséquent,

de disposer un peu logiquement. Ici encore, les solu-
tions sont innombrables, et, en suposant qu'on se soit
mis d'accord pour dresser le tableau en points, la diversité des tendances rendra bien difficile l'entente pour
l'adoption d'un tableau en noir.

A mon point de vue, la question de sténographie
passant au second rang, il faut choisir, pour les signes
en noir, des cases correspondant à des signes d'une
bonne lisibilité.

Premier exemple. — Examinons le double tableau
suivant :

**Tableaux carrés des soixante-trois signes en points
et en noir.**

	a	i	o	ou	é	eu	u
a	p	b	pr	br	pl	bl	an
i	t	d	tr	dr	.	.	in
o	f	v	fr	vr	fl	vl	on
ou	k	g	cr	gr	cl	gl	r
é	ch	j	.	.	.	.	.
eu	s	z	.	.	.	.	l
u	m	n	.	.	.	.	un

Dans ce tableau figurent, en quantité amplement suffisante, des signes représentatifs des sons et articulations de la langue française. La première colonne
comprend les sept voyelles a, i, o, ou, é, eu et u ; j'ai
attribué à cette dernière voyelle le point 2, mauvais à

lire et à écrire par égard pour les langues où le son *u* n'existe pas. L'ordre des voyelles est emprunté à l'esperanto et à Barbier qui, pour des raisons différentes, ne mettent l'é qu'après les autres voyelles simples. Dans la dernière colonne se trouvent les quatre voyelles nasalées, qui n'existent qu'en français, une case vide, et les consonnes liquides *r* et *l*, parce qu'elles ont, dans la formation des mots, un rôle qui les rapproche de celui des voyelles.

La seconde et la troisième colonne contiennent les quatorze consonnes qui, en y joignant *r* et *l*, donnent les seize articulations nécessaires en phonographie.

J'ai ajouté dans le tableau phonographique ci-dessus, quelques articulations terminées par *r* et *l* qui se transforment aisément en signes métagraphiques.

Dans ce tableau les signes minces sont rigoureusement exclus de la représentation des consonnes; donc, pour le lecteur, sécurité assez grande, et, pour l'écrivain, avantage d'économiser sur le temps employé à séparer les mots. Admettons, en effet, que, tandis que les voyelles de ma première colonne sont employées à la fin des mots, on les remplace, au commencement des mots, par les sept signes de la première ligne horizontale, ce qui ne peut pas prêter à confusion, il en résultera, entre les mots, une distance d'un ou deux points. On n'aura besoin de séparer les mots, dans une écriture tant soit peu rapide, que lorsque, de deux mots consécutifs, le premier se termine et le second commence par une consonne. Le seul désagrément de cette manière de faire, c'est que les voyelles qui sont dans le corps des mots simuleront des intervalles de mots, inconvénient à peu près nul en sténographie, car l'écrivain assez pressé pour trouver utile d'escamoter les espaces entre les mots ne manquera sûrement pas de supprimer la plus grande partie des voyelles qui sont dans le corps des mots.

Deuxième exemple. — Quelques-unes des remarques précédentes conservent leur valeur pour l'application du tableau qui va être décrit. Notamment, il est entendu que les signes minces qui occupent la première ligne horizontale ne nous serviront que pour figurer les mêmes voyelles que les signes minces de la première colonne.

Tableaux carrés des soixante-trois signes en points et en noir.

	a	u	i	o	ou	é	eu
a	al	*au*	ar	pl	pr	p	b
u	ul	*un*	ur	fl	tr	t	d
i	il	*in*	ir	fl	fr	f	v
o	ol	*on*	or	kl	kr	k	g
ou	oul	oun	our	l	r	m	n
é	el	en	er	chl	chr	ch	j
eu	eul	eum	eur	sl	sr	s	z

Phonographie simple. — Il suffit d'apprendre par cœur les sept voyelles de la première colonne, les sept consonnes de l'avant-dernière, les sept consonnes de la dernière, qui découlent des sept précédentes, et enfin de se pénétrer de la forme des lettres *l* et *r*. Cela fait vingt-trois signes qui suffisent pour la plupart des langues européennes. Pour le français, on ajoutera les quatre signes de voyelles nasalées, inscrites en italique dans la troisième colonne, en face, respectivement, de *a*, *u*, *i* et *o*. Pour l'allemand, on substituera le *ch* au *j*, etc... Pour l'anglais, l'italien, l'esperanto, etc., on désaffectera le signe de *u*. En somme, il n'est guère de langue pour laquelle les vingt-trois signes sus-indiqués ne fournissent une phonographie suffisante.

Phonographie avec symphones. — Nous appelons signe de symphone tout signe qui exprime plus d'une articulation. Puisque nous avons dépensé vingt-trois signes, il nous en reste quarante et, sous déduction des signes minces de la première ligne, trente-trois utilisables comme signes de symphones (si nous ne tenons pas compte du gaspillage des quatres signes qui, pour le français seulement, sont employés par les voyelles nasalées). Les lettres *l* et *r* étant liquides, je pense que, dans toutes les langues, elles fournissent plus de symphones que les autres, à cause de leur facile association aux consonnes. C'est pourquoi la seconde, la quatrième, la cinquième et la sixième colonnes du tableau sont remplies par les symphones que fournissent ces deux lettres. On retiendra aisément que l'addition de ces lettres à la suite d'une voyelle se fait par l'addition d'un seul point, supérieur pour l'*l* et inférieur pour l'*r*. Une remarque analogue permet de retenir en un instant la figure en points des douze symphones que ces lettres peuvent former à la suite des autres consonnes. Si une partie de ces symphones n'existent pas en français, ils ont été cependant maintenus à cause de leur existence dans d'autres langues, particulièrement les langues slaves.

Sténographie plus complète. — Si les langues slaves nous présentent des mots comme bourrés de consonnes, c'est qu'en réalité, bien souvent, entre des consonnes consécutives, se prononce très légèrement une voyelle qui ne s'écrit pas. Les sténographes usant d'un artifice analogue, ceux des symphones non pro-

nonçables du tableau qui nous occupent sont tout
prêts pour servir de signes représentatifs de ces abréviations. Il va sans dire aussi, qu'en sténographie, les
signes de consonnes de notre huitième colonne dispa-
raîtront toutes les fois qu'on devra leur associer l'*l* ou
r, et seront remplacés par les symphones afférents
aux consonnes dures correspondantes.

Toutes ces explications n'ont qu'un seul but : montrer, par un exemple concret, la possibilité de conci-
lier la phonographie et la sténographie sans trop nuire
à cette dernière : la lisibilité de la phonographie qui
vient d'être esquissée est plutôt augmentée par l'emploi des symphones et n'est guère diminuée par la suppression d'une partie des intervalles entre les mots.
Je crois qu'avec de l'exercice, une phonographie de ce
type, précisément parce qu'elle occupe moins de longueur, serait d'une lecture plus rapide que le « toutes
lettres » et que l'abrégé orthographique.

Enseignement de la lecture. — J'ai publié, en 1889,
une *méthode* pour l'enseignement de la lecture dans les
écoles primaires (voir page 208 aux *adresses utiles*). Je
renvoie à la préface de ce petit livret pour l'exposé
des principes grâce auxquels j'ai pu abréger et rendre
moins fastidieux l'enseignement de la lecture. Il se
trouve que mes procédés s'adaptent parfaitement à
l'étude de la phonographie en points saillants, quel que
soit le système de signes adopté. Dès qu'il aura appris
les quatre lettres les plus fréquentes dans les langues
européennes, *a*, *i*, *r* et *l*, le jeune aveugle sera en état
de lire des mots et de petites phrases, tels que : Le riz.
— Le lilas. — Le rat. — L'île. — Il lit. — Il lira. —
Lili a ri. — Lili rira. — Lili relira.

Je m'occupe d'établir un matériel de lettres mobiles
et une petite instruction à l'usage des instituteurs
d'aveugles qui voudraient tenter l'expérience.

Conclusion. — Les personnes qu'intéresse la sténographie en points saillants feront bien de se mettre en rapport, pour ce qui concerne le français, avec M. Dechaux, accordeur de pianos, boulevard de Courtais, à Montluçon (Allier), et pour tout ce qui est de la sténographie internationale, avec M. Monnier, 10, Champel, à Genève. L'un et l'autre lisent l'esperanto et ils sont tout désignés pour servir de centre aux personnes qui voudraient nous doter d'une sténographie internationale, qui est à faire. Dans l'élaboration de cette sténographie, j'espère qu'on voudra bien tenir compte des besoins de la grande masse des aveugles, et se conformer aux propositions suivantes :

1° *La sténographie à instituer doit dériver d'une phonographie.*

2° *Il importe que le passage de la phonographie simple à la sténographie rapide soit fait par le moyen d'une écriture restant phonétique, et par conséquent internationale. Les abréviations constitutives de cette écriture n'amenant aucune indétermination dans la prononciation.*

L'avantage de cette écriture serait d'augmenter la rapidité de la lecture.

D'autre part, pour les instituteurs d'aveugles, j'ajoute une dernière proposition :

3° *Le premier enseignement de la lecture doit être phonographique, ce qui n'exclut pas l'étude ultérieure de l'orthographe.*

XXVIII

ADRESSES UTILES

Dans tous les pays, c'est nécessairement aux écoles spéciales d'aveugles qu'il faut s'adresser pour se procurer la plupart des objets qui servent aux aveugles, tels que tablettes, papier, cartes, jeux, etc...

C'est ainsi qu'on trouve à l'Institution nationale de Paris, 56, boulevard des Invalides, des réglettes, tablettes, styles, cubarithmes, du papier bulle, etc..., et un certain nombre de livres classiques, le tout au prix marqué sur un catalogue imprimé.

On trouve la tablette, dite de Prague, à la K. K. Blinden Erziehungs-Institut, 11/2 Wittelbachstrasse, n° 5, à Vienne (Autriche). Le prix est de 4 marks 50.

L'Institution de Berlin est plus particulièrement assortie en jeux.

Il existe de plus des associations spéciales pour le bien des aveugles, telles que l'Association Valentin Haüy, 31, avenue de Breteuil, à Paris, la British and Foreign Blind Association, 33, Cambridge Square W, à Londres, l'Association internationale des étudiants aveugles, 10, Champel, à Genève, l'établissement particulier du D' Sommer, 7, Greves Garten, à Bergedorf, près Hambourg (Allemagne), etc., où l'on est sûr de rencontrer un cordial accueil.

On peut se procurer le catalogue des livres en points à la British Association, et à l'Association Valentin Haüy. La première expédie sur demande un catalogue des objets

qu'elle met en vente, et la seconde a organisé un service
de prêt de livres, avec des dépôts dans plusieurs villes de
province. On peut s'y procurer, outre les ouvrages de M. de
la Sizeranne, le livre du capitaine Mouchard à l'usage des
adultes qui veulent apprendre seuls le Braille, et celui du
Dr Javal pour l'étude de l'abrégé.

Les hôtels recommandés aux aveugles sont, à Paris, la
maison meublée, 4, rue Bertrand, tout près de l'Institution
(7 francs par jour), et à Londres, la pension de famille de
miss Blott, 30, Saint-Charles Square Northkensington London W. (150 francs par mois).

On trouve des montres pour aveugles, à Paris, chez Le-
deux, place Saint-André-des-Arts (30 francs), et chez Hass,
boulevard Sébastopol; à Strasbourg, chez Biettner Oscar,
Alter Fleischmarkt, 40.

Le tricycle-tandem se vend à la Société La Française, 16,
avenue de la Grande-Armée, à Paris (600 francs).

Les tablettes de cire sont fabriquées par la maison Carrière, 22, rue Saint-Sulpice, et 54, rue de l'Arbre-Sec, à Paris.

La méthode de lecture (honorée de la plus haute récom-
pense à l'Exposition de 1889) se vend 0 fr. 30 chez Picard et
Kaan, 11, rue Soufflot, à Paris.

Enfin, on trouve la planchette à écrire chez Giroux, 19,
rue de l'Odéon, à Paris (40 francs.

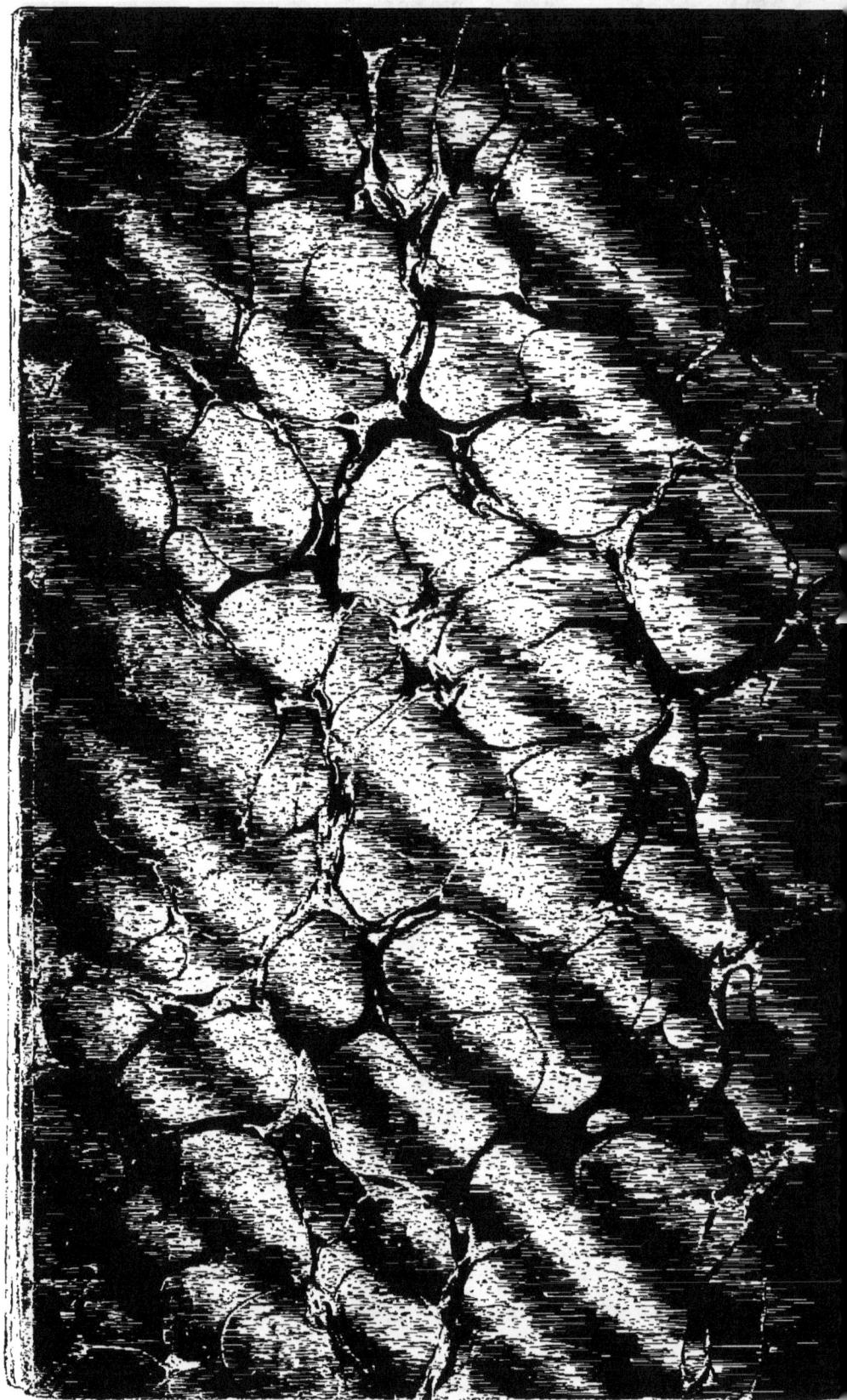

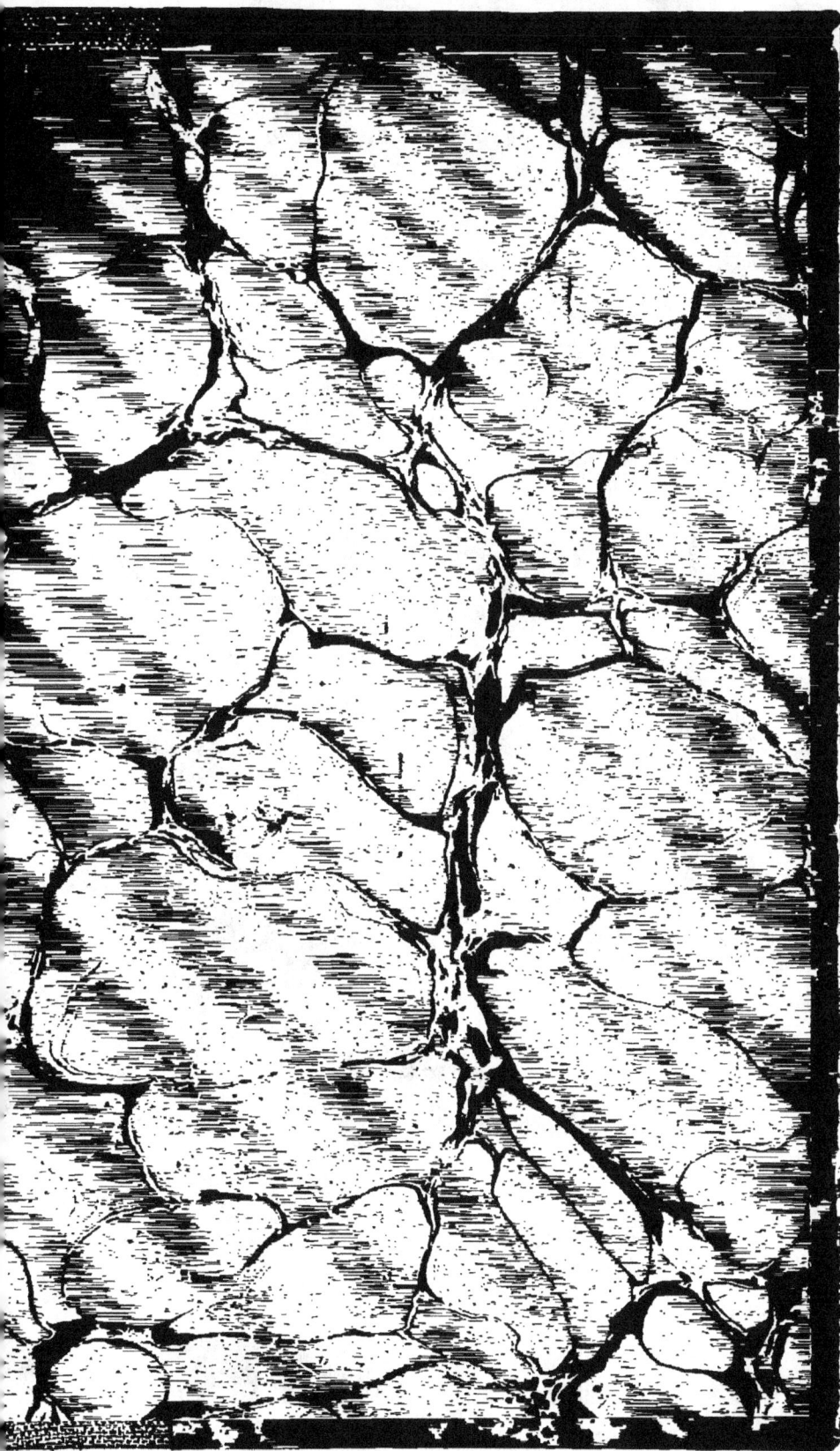

www.ingramcontent.com/pod-product-compliance
Lightning Source LLC
Chambersburg PA
CBHW070516200326
41519CB00013B/2825